완전한 다이어트

건강한 다이어트를 위해 놓치지 말아야 할 모든 지식

완전한 다이어트
건강한 다이어트를 위해 놓치지 말아야 할 모든 지식

초판 1쇄 발행 2024년 10월 14일

지은이 이종형
펴낸이 이종형
펴낸곳 노토스
출판등록 제2024-000032호

교정 주경민
디자인 이현
편집 이현, 서혜인
검수 이주희, 이현
마케팅 김윤길, 정은혜

이메일 notos85@naver.com

ISBN 979-11-963854-3-9(03510)
값 19,000원

- 이 책의 판권은 지은이에게 있습니다.
- 이 책 내용의 전부 또는 일부를 재사용하려면 반드시 지은이의 서면 동의를 받아야 합니다.
- 잘못된 책은 구입하신 곳에서 바꾸어 드립니다.

완전한 다이어트

건강한 다이어트를 위해 놓치지 말아야 할 모든 지식

이종형 지음

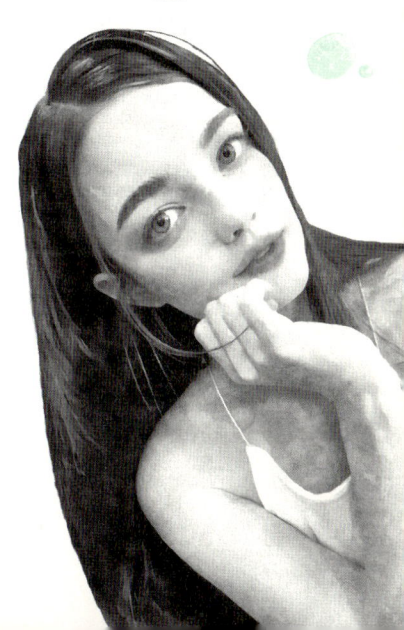

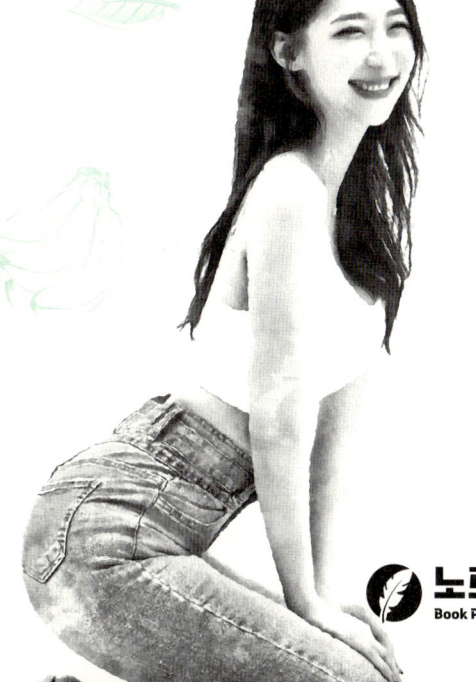

노토스
Book Publisher

들어가는 말

황제 다이어트, 간헐적 단식, 원 푸드(One Food) 다이어트 등 지난 세월 많은 다이어트 방법들이 제시되고 유행해 왔지만, 최근 연구 결과들을 검토하고 내린 결론은 체중 감량을 위해 특별히 더 효과적인 방법이 없다는 것입니다.

성공적인 다이어트에 중요한 것은 다이어트 종류보다 체중을 관리하려는 의지, 지속적으로 몸의 상태를 파악하고, 조절하려는 마음가짐이었습니다.

바꿔 이야기하면, 다이어트에 실패하게 되는 원인이 다이어트 방법을 몰라서가 아니라 다이어트를 지속하지 못하는 것, 어느 시점부터 체중 관리에 더 이상 신경을 쓰지 않게 되는 것이라고 할 수 있습니다. 결국 끝까지 포기하지 않는 것이 다이어트의 왕도가 되는 것이죠. 지름길은 없습니다.

하지만 지름길이 없다고 해서 체중 감량 외에 신경을 써야 할 것들이 없다는 것은 아닙니다. 무엇보다 중요한 것은 건강이겠죠. 한의원에서 체중 감량을 원하시는 환자분들을 진료하다 보면, 많은 분

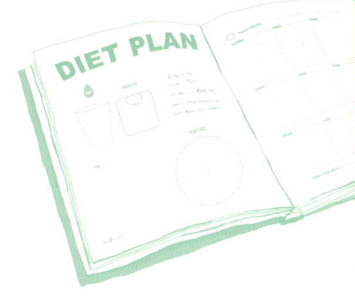

들이 아무런 기준 없이 오로지 체중 감량을 위해 다이어트를 진행하시다가 건강을 해치는 것을 목격할 때가 종종 있습니다.

치료자의 입장에서 건강한 다이어트를 위해 올바른 가이드라인을 제시해 드릴 수 있으면 좋겠다고 생각을 했었습니다. 진료실에서 모든 이야기를 해 드리기에는 한계가 있으니까요.

사실, 한의학을 공부하게 된 계기는 사상체질의학이었고, 다이어트는 주요 관심 분야가 아니었습니다. 한약 처방을 원하시는 많은 환자분들께는 대개 최고의 관심사였겠지만 말입니다.

하지만 나이를 먹으면서 건강을 위해 최근 1년 사이 약 10kg을 감량했고, 건강한 체중의 유지는 이제 저에게도 남은 인생 동안의 화두가 되었습니다.

함께 체중을 관리해 나가는 입장에서 다이어트 시 신경을 써야 할 요소들과 다양한 연구에 의해 밝혀진 근거들, 한약 치료의 역할 등을 다양하게 공유하는 시간을 가져 보려 합니다.

목차

들어가는 말   4

1. 장기적 다이어트 전략
(1) 다이어트 왕도(王道)   8
(2) 나는 내 모습에 만족할까?: 신체상   13
(3) 건강관리의 열쇠 인슐린   23
(4) 스트레스, 수면 그리고 카페인   30
(5) 음주와 흡연은 괜찮을까?   41
(6) 살 빼기는 어려웠는데, 찌는 건 왜 이렇게 쉬운가!   47

2. 다이어트 방법 점검
(1) 모두가 알면서도 간과하는 기본 전제 3요소   54
(2) 간헐적 단식의 함정 찾기   68
(3) 육식 다이어트가 정답일까?   73
(4) 채식 다이어트 체크   80

3. 한약 다이어트 효과와 주의사항

(1) 환원주의적 관점 VS 통합주의적 관점 87
(2) 다이어트를 위한 한약재들 94
(3) 에페드린(Ephedrine) 100
(4) 글루타티온(Glutathione) 고갈 108

4. 그 외 다이어트 도구들과 점검 사항

(1) 침, 약침 치료 근거 & 그 외 도구들 118
(2) 코어근육 강화 & 체형 교정 124

맺음말 134

부록

(1) 인플루언서들의 다이어트 노하우(Know-how) 138
(2) 나은지 님 인터뷰(◉ @matilly_eunji) 146
(3) 신승철 님 인터뷰(◉ @daolum) 148
(4) Natalia Kim 님 인터뷰(◉ @sooyeon_kr) 150

1.
장기적 다이어트 전략

(1) 다이어트 왕도(王道)

 '다이어트'라는 단어를 처음 접한 게 초등학생 시절이었던 것으로 기억한다. 초등학교 고학년이 되기 전까지 통통한 과체중 상태를 오랫동안 유지했었기 때문에 아마도 당시 친구 혹은 가족에게 살 좀 빼라는 이야기를 들으면서 다이어트가 무엇인지도 알게 되었을 것이다.

 통통하다는 놀림을 받으며 스트레스를 받고, 삐치기도 했었지만, 나중에 다 키로 갈 것이라는 부모님의 말씀을 믿으며 특별히 체중 감량 노력을 하지는 않았던 것 같다. 그리고 초등학교 6학년이 되면서 키가 훌쩍 크고(하지만 현재는 평균 수준의 신장이다.), 거짓말처럼 살이 쭉 빠졌었다. 마른 편에 가까울 만큼. 아마도 당시 속셈학원

경시준비반에서 몇 시간씩 머리를 싸매고 수학 문제를 풀고, 또 친구들과 뛰어놀면서 에너지 소비량이 급증한 게 주요 원인이었을 것이다.

다이어트라는 단어의 뜻을 알게 된 이래로 TV에서, 각종 매체에서 다양한 다이어트 방법을 보고, 들어 왔다. 30년 전, 그러니까 90년대부터다.

연예인이 감자나 고구마만 먹는 '원 푸드(One Food) 다이어트'로 체중을 감량했다는 인터뷰를 봤었고, 쌈 채소와 고기를 마음껏 먹는 일명 '황제 다이어트'가 전국적으로 유행한다고 들었었다. 황제 다이어트는 일본에서 한 중년의 여성이 개발한 방법으로 국내 매스컴에 여러 번 보도되었던 게 시작이었다. 책도 번역 출판되어 한동안 베스트셀러였던 것으로 기억한다.

그 이후 기억이 흐릿하지만 각종 암 극복, 질병 예방 등의 목적을 겸한 채식 다이어트도 잠시 유행했던 것 같다. 하지만 2000년대에 들어오면서는 '몸짱' 열풍이 불며 분위기가 바뀌었다. 단순히 체중을 감량하고 유지하는 것을 넘어 운동을 통해 근육을 키우고, 건강한 몸매를 만드는 이른바 '몸짱 다이어트'가 대세를 이루었던 것이다. (이런 풍조는 현재까지 이어지고 있다.)

그리고 가장 최근에는 '간헐적 단식', '1일 1식'과 같이 장시간 공복상태를 유지함으로써 소화기능과 1일 에너지 섭취량을 쉽게 조절할 수 있는 다이어트 방식이 주목을 받았다.

현재까지 개발된 이런 수많은 다이어트 방법 중에서 가장 효과적인 것은 무엇이었을까?

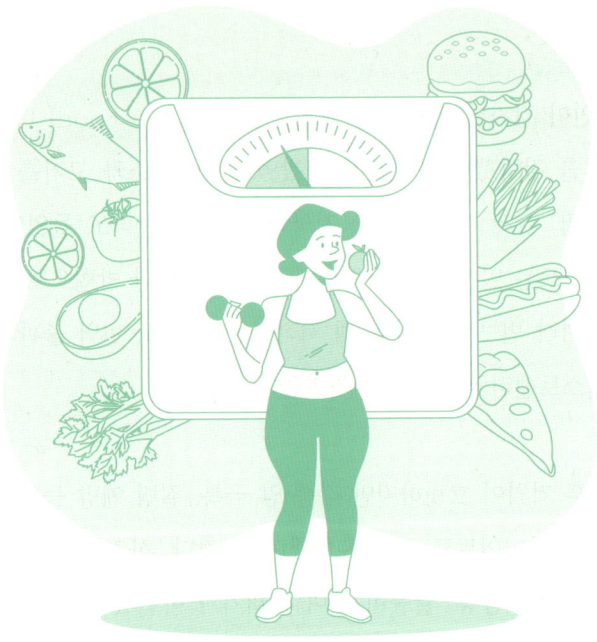

Freire(2020)[1]에 따르면, 체중 감량을 시도한 사람들의 결과를 비교 분석했을 때, 어떤 다이어트 방법도 다른 방법들에 비해 특별히

---

1. R. Freire. (2020). Scientific evidence of diets for weight loss: Different macronutrient composition, intermittent fasting, and popular diets. *Nutrition 69*, 110549.

우위에 있지 않았다. 다이어트의 성공에 있어 다이어트 방법보다 중요한 것은 체중을 감량하려는 의지와 (목표에 도달한 이후에도) 체중을 지속적으로 관리하는 실천 능력이었던 것이다.

생활 패턴이나 심정적으로 특별한 변화가 없다면, 체중을 감량하려는 의지 없이 몸무게가 줄어들 가능성은 희박하므로 어찌 보면 당연한 이야기다. 수십kg 체중 감량에 성공하고 나서 다시 폭식과 같은 예전의 생활습관을 답습하게 되어 금방 원래의 체중(혹은 그 이상)으로 살이 찐 케이스는 매우 흔하다. 다이어트에서 의지력은 분명 가장 큰 부분을 차지한다.

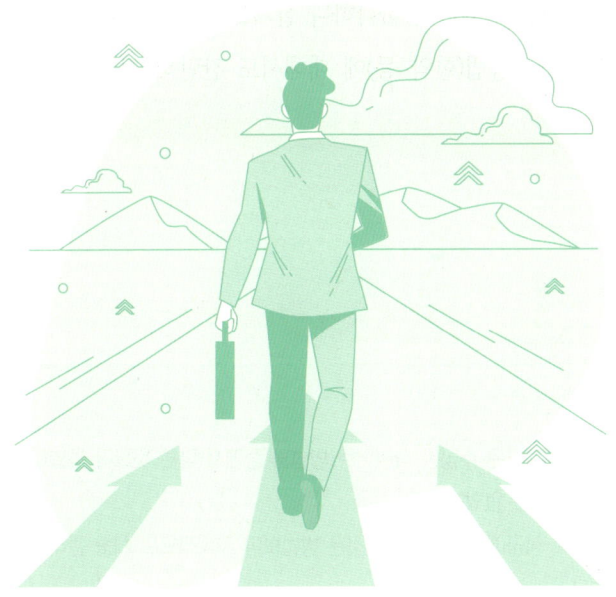

하지만 특별히 더 효과적인 다이어트 방법이 존재하지 않는다고 해서 현재까지 알려진 방법들이 모두 의미가 없다는 뜻은 아니다. 우리는 이상적인 몸무게를 유지하기 위해 어떤 것이든 하나 이상의 다이어트 방법을 선택해야 하고, 이를 전략적으로 실행해야 하기 때문이다. 단순히 음식 섭취량을 평소보다 줄이는 보편적인 방법이든, 새로 개발된 (그래서 당장 소개조차 하기 어려운) 파격적인 방법이든 간에 말이다.

결국, 다이어트의 왕도란 여러 가지 다이어트 방법의 장단점을 파악하고, 적절한 계획하에 평생 동안 습관을 유지하는 것이라 할 수 있다. 이를 위해 무슨 준비를 해야 하는지, 각 다이어트 방법에는 어떤 의미와 위험이 있는지 하나하나 살펴보려 한다. 그 이후에는 한의학적 다이어트 방법(한약 등)에 대해서도 간단히 점검해 볼 것이다.

[1-(1) 내용 요약]

○ 현재까지 개발된 수많은 다이어트 방법들 중에서 다른 것보다 특별히 효과가 월등한 방법은 없었다.
○ 다이어트 성공에 가장 중요한 것은 방법보다 지속적으로 체중 관리를 하려는 의지다.

(2) 나는 내 모습에 만족할까?: 신체상

'신체상(Body Image)'은 '내가 나의 몸을 어떻게 인지를 하고 있는가'를 의미한다. 다이어트와 관련하여 꽤 오래전에 제시된 개념이다. 이에 대해 지난 수십 년간 전 세계적으로 많은 연구가 진행되어 왔다. 체중을 감량해야겠다고 결심을 하고, 다이어트 의지를 지속적으로 발휘하는 데에 있어 내가 나의 몸을 바라보는 시각은 직접적으로 영향력을 행사할 것이기 때문이다.

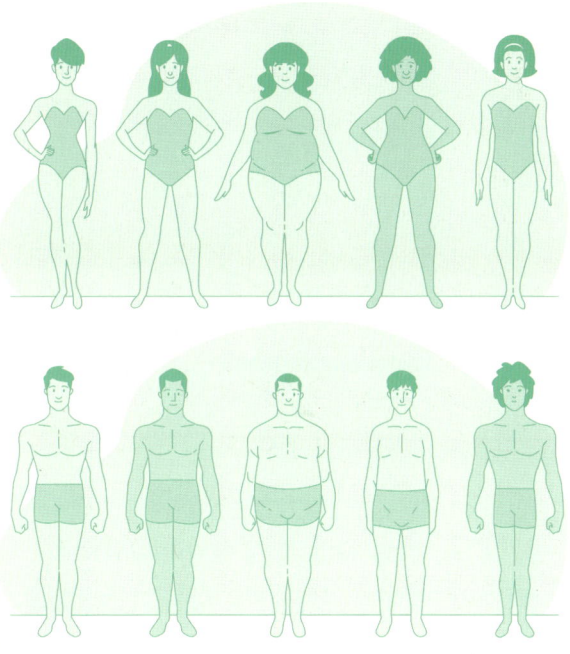

가령, 심각한 과체중이라도 본인 스스로는 뚱뚱하다고 생각하지

않는다면 다이어트를 시작할 가능성도, 성공할 확률도 매우 낮아질 것이다. 반대로 정상 체중임에도 스스로를 뚱뚱하게 여긴다면 거식증과 같은 섭식장애가 초래될 수도 있을 것이다. 건강한 신체를 유지하기 위해 객관적인 신체상은 중요한 필요조건이다.

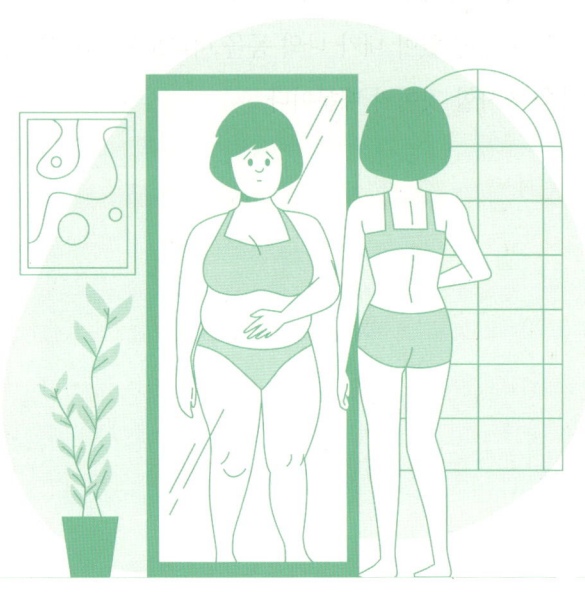

많은 연구자들은 청소년기와 젊은 성인기의 신체상에 집중을 해왔는데, 그 이유는 아직까지 초고도 비만으로 진행된 비율이 낮으며, 자신의 외모에 신경을 많이 쓰고, 사회적 영향을 민감하게 받는 시기이기 때문이다. 잘못된 신체상으로 인한 다양한 문제가 시작되기 쉬운 연령대이고, 또 그만큼 개선 효과가 잘 나타날 수 있는 나이라고도 볼 수 있다.

Wardle et al.(2006)[2]은 전 세계 다양한 국가에서 나타나는 젊은 성인들의 신체상 차이에 집중했다. 내가 나의 몸무게를 평가하는 데에는 내가 속한 사회에서 공유되는 가치관이 큰 영향을 미칠 것이라고 봤기 때문이다.

예컨대, 전체 인구에서 초고도 비만인 비율이 높고, 평균 BMI 수치가 높은 미국에서는 스스로의 몸무게에 대해 관대하게 평가할 가능성이 높고, 상대적으로 마른 사람의 비율이 높고, 초고도 비만 인구는 적은 일본과 같은 나라에서는 신체상 기준도 빡빡해질 가능성이 높을 것이다.

연구자들은 전 세계 여러 국가들에서 17~30세에 해당하는 대학생들의 설문 결과를 분석했다. 키와 몸무게를 기입하고, 본인이 본인을 뚱뚱하다고 생각하는지 혹은 마르다고 생각하는지, 이를 여러 단계로 구분하여 체크하도록 만들어진 설문지였다. 여기에는 현재 체중 감량 노력 여부도 기록되었다. 총 참가자 숫자는 18,512명이었다.

연구자들의 예상대로 국가마다 신체상의 기준에 차이가 나타났을까? 결과는 '그렇다'이다.

---

2. J. Wardle, A. M. Haase, & A. Steptoe. (2006). Body image and weight control in young adults: international comparisons in university students from 22 countries. *International Journal of Obesity 30*, 644-651.

많은 국가들 중 한국과 미국, 일본의 결과만 잠시 살펴보면 다음과 같다.

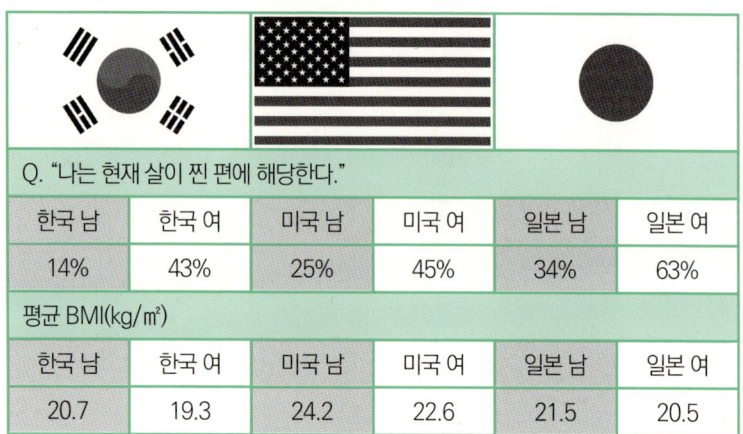

Q. "나는 현재 살이 찐 편에 해당한다."					
한국 남	한국 여	미국 남	미국 여	일본 남	일본 여
14%	43%	25%	45%	34%	63%
평균 BMI(kg/㎡)					
한국 남	한국 여	미국 남	미국 여	일본 남	일본 여
20.7	19.3	24.2	22.6	21.5	20.5

J. Wardle, A. M. Haase, and A. Steptoe. (2006).

한국의 남성들 중 스스로를 과체중이라고 인식하고 있는 비율은 14%, 여성은 43%였다. 체중 감량 노력을 하고 있다고 응답한 비율은 한국 남성의 경우 23%, 여성은 77%였다.

미국 남성들 중 스스로를 과체중으로 평가한 비율은 25%, 여성은 45%였으며, 체중 감량 중인 미국인 남성은 25%, 여성은 59%였다.

마지막으로 일본의 경우 본인을 과체중이라고 응답한 남성은 34%, 여성은 63%였으며, 체중 감량 노력을 하고 있는 일본인 남성은 39%, 여성은 70%였다.

통계적으로 비만 인구 비율이 낮고, 초고도 비만이 적은 일본과 같은 나라에서 스스로 과체중이라고 인식하게 될 가능성이 더 높다는 사실이 어느 정도 드러났다. (한국 남성 평균 BMI는 20.7kg/㎡, 한국 여성 평균 BMI는 19.3kg/㎡, 미국 남성 평균 BMI는 24.2kg/㎡, 미국 여성 평균 BMI는 22.6kg/㎡, 일본 남성 평균 BMI는 21.5kg/㎡, 일본 여성 평균 BMI는 20.5kg/㎡였다. 즉, BMI만 비교했을 때 한국인이 가장 날씬했기 때문에, 한국인의 응답 결과는 연구자들의 예상에 어긋난다.)

BMI 수치가 높아짐에 따라 스스로를 과체중으로 평가하는 비율의 상승 패턴도 국가마다, 동서양에 따라 조금씩 차이가 있었다.

결국 우리의 몸무게도 우리가 속한 사회의 분위기와 문화에 영향을 받을 수밖에 없다는 것이다. 나의 적정 체중도 내가 이상적으로 생각하는 몸매도 온전히 나 혼자 결정한 것이 아니었다.

개원해서 진료를 하고, 결혼을 하면서 체중이 꾸준히 증가해 90kg에 육박했었다. 여기에는 여러 가지 원인이 있었다. 신혼 생활을 하면서 무턱대고 먹고 즐겼던 것도 있지만, 추나요법과 같이 몸을 써야 하는 치료를 집중적으로 하게 되면서 늘어난 체중으로 인해 덩치가 큰 환자를 치료할 수 있다는 사실이 변명거리가 되었던 것도 있다. 과로, 늦은 퇴근으로 인한 늦은 식사 등 여러 가지 체중 증가 원인이 있었겠으나, 어쨌든 가장 큰 요인은 체중을 감량해야겠다는 강력한 동기가 없었던 것이었다. 실제로 당시 근력 운동은 했어도 체중에는 딱히 신경을 쓰지 않았다. '남편 체중은 아무도 모른다.'라는 우스갯소리를 아내가 종종 했었다.

그러다가 한 1~2년 전(2022년 후반쯤)부터 건강에 조금씩 이상이 생기기 시작하고, 노화가 급격히 진행되는 것을 느끼며 체중 감량을 마음먹게 되었다. 이제 지금부터 하는 이야기가 신체상에 관한 것이다.

체중 감량을 시작하고 나서부터 과연 어디까지 몸무게를 줄일 것인가, 목표치가 분명하지는 않았다. 중고등학생 당시 빼빼 말랐던 수준으로 돌아가려면 70kg 초반까지는 감량을 해야 했다. 하지만 그 정도 몸무게면 근력도 많이 떨어질 것이고, 미관상으로도 그리 이상적이지 않을 것 같았다. 20대 대부분 시간 동안 유지했던 몸무게인 70kg 중반대면 적당하겠다 싶었다.

아침에는 샐러드와 적당한 육류(단백질)로 구성된 식사를 충분히 하고, 점심도 배가 찰 정도로 한식 위주 식사를 마음껏 하면서 저녁에는 최대한 간단히 허기를 채울 정도로 식사량을 줄였다. 매일 아침 몸무게를 재면서 어느 정도 식사를 했을 때 체중이 빠지는지 체크를 했고, 너무 급격하게 체중이 줄어들지 않도록 관리했다.

수개월 만에 70kg 중반대의 몸무게에 도달하자 확실히 건강 지표

(혈압 등)는 좋아진 것이 확인되었다. 하지만 활동을 위한 에너지가 줄어든 것이 느껴졌고, 근력도 당연히 예전 같지 않았다. 새로운 신체에 적응할 필요가 있었다. 몸무게를 유지하기 위해서 신체상도 계속 조정하고자 노력했다. 아이돌처럼 날렵한 몸매가 이상적이라고 새로운 가치관을 스스로에게 지속적으로 주입시킨 것이다.

가끔 외식을 많이 해서 체중이 많이 늘었다 싶으면, 다이어트에 특히 신경을 쓰면서 적정 체중으로 되돌아가는 생활을 반복적으로 이어 가던 와중에 문제가 생겼다. TV 쇼프로에서 각종 운동을 모두 섭렵하여 월등한 신체 능력을 자랑하는 근육질 남자 배우가 프로 운동선수와 여러 가지 종목에서 대결하는 장면을 목격한 것이다.

그날 이후 이상적인 신체상에 금이 가기 시작했고, 적정 체중에 대한 기준은 느슨해졌다. 아마도 마음속에는 이미 벌크 업(Bulk Up)을 해서 힘을 길러야겠다는 새로운 욕망이 자리를 잡았을 것이다. 에너지 섭취량이 자연스레 늘어났지만, 생활패턴은 그대로였고, 따로 운동을 더 한 것도 아니었기 때문에 체중이 늘기 시작했다. 사회 분위기와 내적 욕구를 반영하여 신체상을 조금 수정해야 할 시점이 온 것이다.

새로 만들어야 할 신체는 적정 체중뿐만 아니라 내적 욕구 충족을 위한 충분한 근육까지 포함하고 있어야 했다. 진료하면서 틈틈이 근력 운동을 하기 시작했고, 퇴근 시간은 지하철 계단부터 집까지 달리기, 아파트 계단을 걸어서 집으로 들어오기와 같은 유산소 운동 기회로 삼았다. 만성적으로 갖고 있었던 피로를 해소하기 위해 매일 마시던 커피를 디카페인 커피로 바꿔서 카페인 중독에서 벗어났고, 수면의 질을 개선하기 위해 노력했다. 기존 다이어트 방법에서 부족했던 운동량을 늘리고, 체질 개선을 위한 요소를 확충한 것이다.

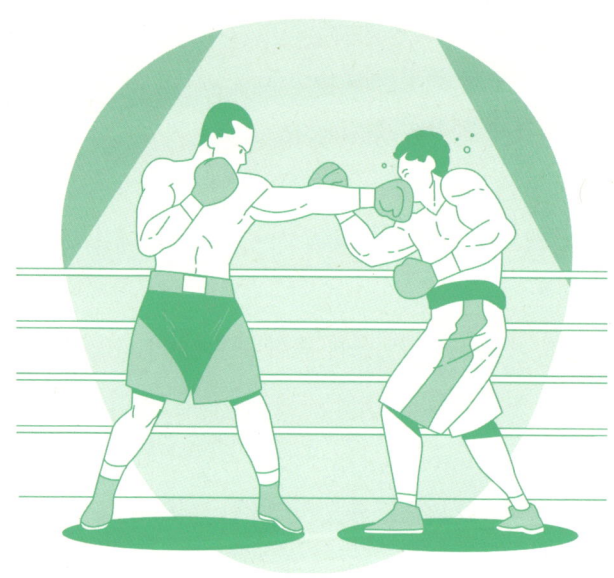

본업이 환자 진료이고, 늘 연구를 해야 하는 입장이기 때문에 외모를 관리하는 것이 직업의 일부인 배우들만큼 신체를 가꾸지는 못할 것이 분명하다. 하지만 새롭게 형성된 신체상은 앞으로 더 건강한 다이어트와 식단을 지속적으로 가능케 해 줄 것이다.

누구에게나 이상적으로 생각하는 몸의 상태가 있을 것이다. 보디빌더처럼 거대한 근육을 소유한 강인한 남성을 이상적으로 여길 수 있고, 여전히 군살 하나 없는 날렵한 가수의 몸매를 원할 수 있다. 여성의 경우에도 글래머러스하고 탄탄한 몸매, 그보다는 스키니(Skinny)하고 옷발을 잘 받는 체형 등 선호도가 나뉠 것이다.

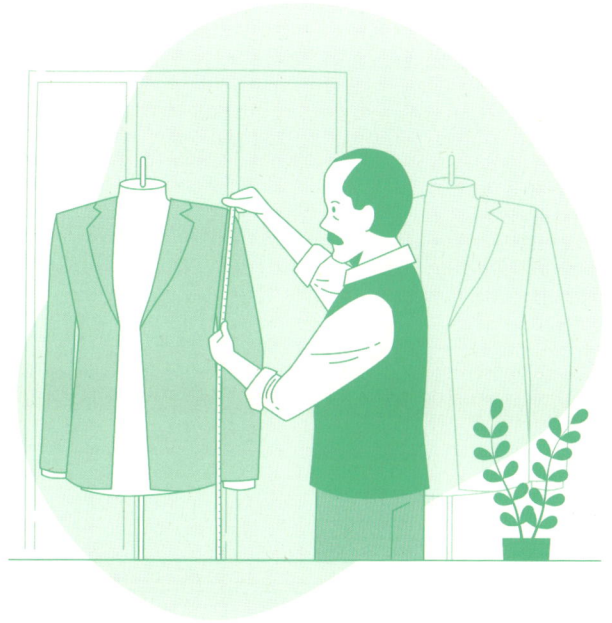

자신의 내적 욕구를 잘 파악하고, 사회적인 용납 수준과 현실성 등을 잘 고려하여 내가 진정 원하는 이상적인 몸을 그리는 것은 성공적인 다이어트를 위해 첫 단추를 끼우는 것과 같다.

사회적 분위기를 고려하지 않은 신체상은 건강을 해칠 것(ex: 폭식증, 거식증 등)이고, 현실성 없는 너무 높은 기준(ex: 보디빌딩 대회 1등, 아놀드 슈워제네거와 같은 몸매)은 다이어트를 쉽게 포기하게 만들 수 있다.

무엇보다 꼭 먼저 전제되어야 할 필수 요소는 '건강'이어야 한다. 그리고 운동을 잘하기 위한 능력(ex: 축구, 농구 등)이라든가 보다 맵시 있는 옷태와 같은 부수적인 동기들이 많아질수록 객관적인 신체상의 수립이 수월해질 것이다.

[1-(2) 내용 요약]
○ 자신을 날씬하다고 느끼는지, 뚱뚱하다고 보는지, 이상적인 체형과 몸무게는 어느 정도라고 여기는지 등을 의미하는 신체상(Body Image)은 다이어트 동기와 의지에 중요하다.
○ 신체상은 문화적, 사회적 영향을 받는다.
○ 자신에게 적합한 신체상을 수립하는 것이 성공적인 다이어트를 위한 첫걸음이다.

(3) 건강관리의 열쇠 인슐린

비만이 고혈압, 고지혈증, 당뇨병과 같은 대사증후군, 심혈관계 질환, 암 발병 비율을 높인다는 사실은 이미 널리 잘 알려져 있다.[3] 특히 최근에 많이 주목을 받고 강조되는 개념은 '인슐린 저항성'이다.

인슐린 저항성이 생겼을 때 나타날 수 있는 증상[4]
1. 자주 허기가 지고, 목이 마르다.
2. 식사 후에도 배가 고프다.
3. 자주 소변을 보게 된다.
4. 손끝, 발끝에 아린 감각
5. 평소보다 심한 피로

인슐린은 췌장의 β세포에서 분비되는 호르몬으로 혈당이 적절히 소비되어 정상 수준을 유지하도록 돕는다. 과도한 에너지 섭취로 인해 혈당의 급격한 상승이 빈번해지면, 인슐린의 민감성이 떨어져 더 많은 인슐린이 분비되게 되는 '인슐린 저항성'이 생기게 된다. 최근 많은 연구들에 따르면, 당뇨병뿐만 아니라 고혈압, 고지혈증의 발병에도 이 인슐린 저항성이 깊게 관여하고 있는 것으로 나타났다.[5]

---

3. L. R. Aballay, A. R. Eynard, M. D. P. Díaz, A. Navarro, & S. E. Muñoz. (2013). Overweight and obesity: their relationship to metabolic syndrome, cardiovascular disease, and cancer in South America. *Nutrition Reviews* 71(3), 168-179.
4. M. Basina, & J. Roland(2023). *Insulin Resistance*. healhline. https://www.healthline.com/health/diabetes/insulin-resistance-symptoms
5. H. F. Sakr, S. R. Sirasanagandla, S. Das, A. I. Bima, & A. Z. Elsamanoudy. (2023). Insulin Resistance and Hypertension: Mechanisms Involved and Modifying Factors for Effective Glucose Control. *Biomedicines* 11, 2271.

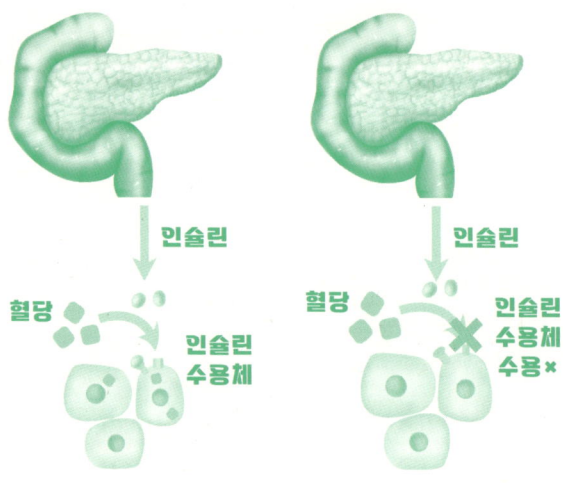

인슐린 저항성이 높아져서 혈당이 높아지면, 잉여 혈당이 혈관벽에 포함되는 당화반응이 증가하여 혈관의 탄력성이 떨어진다.[6] 고혈당 때문에 체내 염증 반응이 증가하면서 혈관벽 손상이 잘 일어나는 것도 혈관 탄력성을 떨어뜨리는 요인이 된다.[7] 혈관의 탄력성 저하는 곧 혈압 상승으로 이어진다. 잉여 인슐린이 신장의 사구체에 축적되면서 나트륨 이온을 잡아 두게 되고, 삼투압 현상으로 혈액의 부피를 증가시켜 고혈압을 야기하게 되는 기전도 알려져 있다.[8]

---

6. M. E. Safar. (2001). Systolic blood pressure, pulse pressure and arterial stiffness as cardiovascular risk factors. *Current Opinion in Nephrology and Hypertension 10*(2), 257-261.
7. T. J. Guzik, D. S. Skiba, R. M. Touyz, & D. G. Harrison. (2017). The role of infiltrating immune cells in dysfunctional adipose tissue. *Cardiovascular Research 113*, 1009-1023.
8. J. E. Bourdeau, E. R. Chen, & F. A. Carone. (1973). Insulin uptake in the renal proximal tubule. *American Journal of Physiology 225*, 1399-1404.

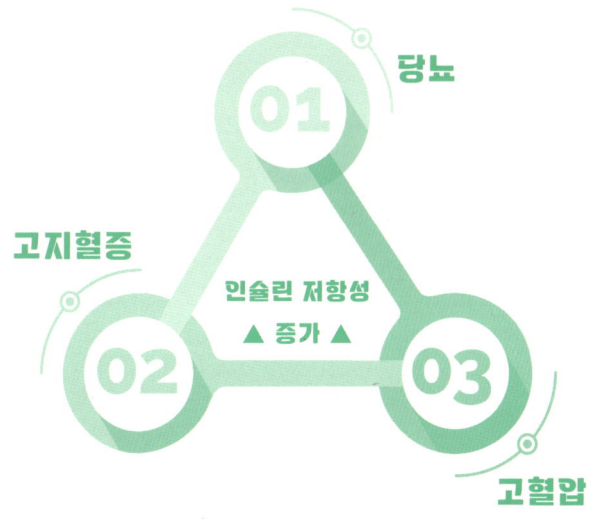

인슐린에는 지방세포의 분해를 억제하고, 말초 조직의 중성지방 흡수를 촉진하며, 간에서의 중성지방 생산을 억제하는 기능도 있다. 인슐린 저항성이 생기면 이 과정이 제대로 이루어지지 않기 때문에 고지혈증이 유발된다.[9]

반대로 고지혈증이 인슐린 저항성을 야기한다는 연구 결과도 있다. Akbari et al.(2015)[10]에 따르면, 6시간 동안 지질을 정맥 투여한 양에서 인슐린 저항성이 나타났다. 생리식염수를 투여한 양에서는 이와 같은 변화가 나타나지 않았다.

---

9. Q. Li, M. Zhao, Y. Wang, F. Zhong, J. Liu, L. Gao, & J. Zhao (2021). Associations between serum free fatty acid levels and incident diabetes in a 3-year cohort study. *Diabetes, Metabolic Syndrome and Obesity 14*, 2743-2751.
10. H. Akbari, B. Dalir-Naghadeh, S. Asri-Rezaei, M. Hadian, & R. C. Boston. (2015). Experimental hyperlipidemia induces insulin resistance in sheep. *Domestic Animal Endocrinology 53*, 95-102.

이 외에도 인슐린 저항성과 관련한 연구들은 분야를 막론하고 매우 다양하다. 그만큼 다양한 질환에 직간접적으로 관여하고 있기 때문이다.

체중 관리에도 인슐린의 민감성을 온전히 유지하는 것은 매우 중요하다. 그리고 인슐린 저항성을 예방하기 위한 다양한 노하우들이 이미 제시되었다. 다이어트에 관심이 있는 사람이라면 한 번쯤은 들어 봤을 내용이다.

> "제로 칼로리 음료가 다이어트에 도움이 될까요?"
>
> 2024년 ECO(European Congress on Obesity)에서 과체중인 사람이 설탕 대신 수크랄로즈(Sucralose), 아스파탐(Aspartame)과 같은 인공 감미료를 섭취할 경우 체중 감량 효과가 있다는 연구 결과가 발표되었습니다.[11]
>
> 반대의 연구 결과도 있습니다. Yang(2010)[12]에 따르면, 다년간 제로 칼로리 음료를 마셔 온 사람들의 평균 BMI가 제로 칼로리 음료를 마시지

---

11. M. G. Bissett. (2024). Replacing sugar with sweeteners can improve weight loss in adults. Dentistry. https://dentistry.co.uk/2024/03/25/replacing-sugar-with-sweeteners-can-improve-weight-loss-in-adults/
12. Q. Yang. (2010). Gain weight by "going diet?" Artificial sweeteners and the neurobiology of sugar cravings. *YALE JOURNAL OF BIOLOGY AND MEDICINE 83*, 101-108.

않는 사람들에 비해 오히려 더 높게 나타났습니다.[13]

이러한 원인으로는 인공감미료를 섭취할 경우, 설탕, 과당 등을 먹었을 때 활성화되는 시상의 보상 중추가 활성화되지 않는다는 점이 있습니다.[14] 인공감미료의 단맛이 인체에서 설탕의 단맛과는 다른 경로로 받아들여지는 것입니다.

보통 설탕을 섭취하고 식사를 했을 때 단맛을 덜 찾게 되고 식사량도 줄어드는 경향이 있었지만, 단맛을 내는 인공감미료를 섭취하고 식사를 했을 때에는 뇌에서 적절한 보상이 이루어지지 않아 오히려 식사량이 늘어나고 체중 증가 위험이 높아졌습니다.[15,16]

따라서 제로 칼로리 음료도 장단점을 숙지하여 신중히 접근할 필요가 있습니다. 무엇보다 가장 좋은 방법은 단맛이 나는 음료와 음식을 멀리 하는 것이겠죠.

---

13. S. P. Fowler, K. Williams, R. G. Resendez, K. J. Hunt, H. P. Hazuda, & M. P. Stern. (2008). Fueling the obesity epidemic? Artificially sweetened beverage use and long-term weight gain. *Obesity 16*, 1894-1900.
14. J. E. Blundell, & A. J. Hill. (1986). Paradoxical effects of an intense sweetener (aspartame) on appetite. *Lancet 1*, 1092-1093.
15. R. Mattes. (1990). Effects of aspartame and sucrose on hunger and energy intake in humans. *Physiology & behavior 47*, 1037-1044.
16. S. E. Swithers, & T. L. Davidson. (2008). A role for sweet taste: calorie predictive relations in energy regulation by rats. *Behavioral neuroscience 122*, 161-173.

첫 번째는 정제된 탄수화물 (특히 공복에) 섭취를 자제하는 것이다. 설탕의 함량이 높은 빵이나 과자, 쌀밥, 떡, 과일(과당), 주스(Juice), 탄산음료 등은 섭취하자마자 빠르게 소화되어 혈당의 급격한 상승을 야기한다. 이러한 상황이 반복되면 점차 인슐린 민감성이 떨어지게 된다.[17]

두 번째는 탄수화물을 섭취하기 전에 섬유질이 풍부한 채소를 먼저 먹고, 주로 단백질로 이루어진 음식(육류, 콩) 등을 다음으로 섭취(혹은 동시에 섭취)하여 탄수화물이 지나치게 빠르게 소화되는 것을 막는 것이다.[18]

세 번째는 음식 섭취 후 (식사 전에도 효과가 있다.) 걷기 등 가벼운 운동을 통해 에너지를 소비하여 혈당 상승을 완화하는 것이다.[19] 물론 에너지 소비량에 비해 섭취량이 지나치게 많지 않도록 과식을 자제하는 것도 중요하다.

---

17. D. M. Reader. (2007). Medical Nutrition Therapy and Lifestyle Interventions. *Diabetes Care 30*(2), 188-193.
18. K. Kondo, K. Morino, Y. Nishio, A. Ishikado, H. Arima, K. Nakao, F. Nakagawa, F. Nikami, O. Sekine, K. Nemoto, M. Suwa, M. Matsumoto, K. Miura, T. Makino, S. Ugi, & H. Maegawa. (2017). Fiber-rich diet with brown rice improves endothelial function in type 2 diabetes mellitus: A randomized controlled trial. *PLoS ONE 12*(5), e0179869.
19. J. H. O'Keefe, N. M. Gheewala, & J. O. O'Keefe. (2008). Dietary Strategies for Improving Post-Prandial Glucose, Lipids, Inflammation, and Cardiovascular Health. *Journal of the American College of Cardiology 51*(3), 249-255.

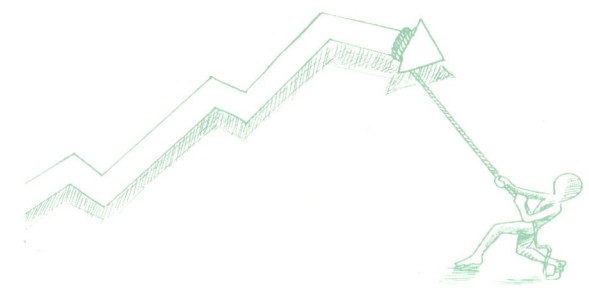

모두 식후 혈당의 과도한 상승을 미연에 방지하여 인슐린 민감성을 보존하는 데에 초점이 맞춰져 있다. 다양한 서적과 방송을 통해 널리 소개된 방법들이기 때문에 새로울 것은 없다.

여기에 더해서, '잠들기 전에 충분히 에너지를 모두 소비할 수 있도록 너무 늦은 시간에 많은 양의 음식을 섭취하지 않는 것', '하루 3번 규칙적인 식사' 등까지 보완하면 보다 완전해질 것이다.[20]

[1-(3) 내용 요약]

○ 체중 관리에 인슐린 민감성을 유지하는 것이 중요하다.
○ 첫 번째 방법은 공복에 탄수화물(당) 섭취 자제하기다.
○ 두 번째 방법은 풍부한 섬유질, 단백질, 탄수화물 순서로 식사하기다.
○ 세 번째 방법은 식후(식전) 가벼운 운동으로 혈당 상승을 막는 것이다.

---

20. E. N. C. Manoogian, A. Chaix, & S. Panda. (2019). When to Eat: The Importance of Eating Patterns in Health and Disease. *JOURNAL OF BIOLOGICAL RHYTHMS 34*(6), 579–581.

(4) 스트레스, 수면 그리고 카페인

체중 관리에 스트레스는 빼놓을 수 없는 요소다. 드라마 속에서 주인공이 실연의 아픔을 잊기 위해 사발에 비빔밥을 만들어 먹는 장면, 밤늦게 케이크를 퍼먹는 모습들은 꽤 흔한 클리셰(Cliché)다. TV를 보면서 저렇게 먹고 잠든 다음 날 주인공의 외모에 아무런 변화가 없는 것은 도무지 말이 되지 않는다고 생각했었다.

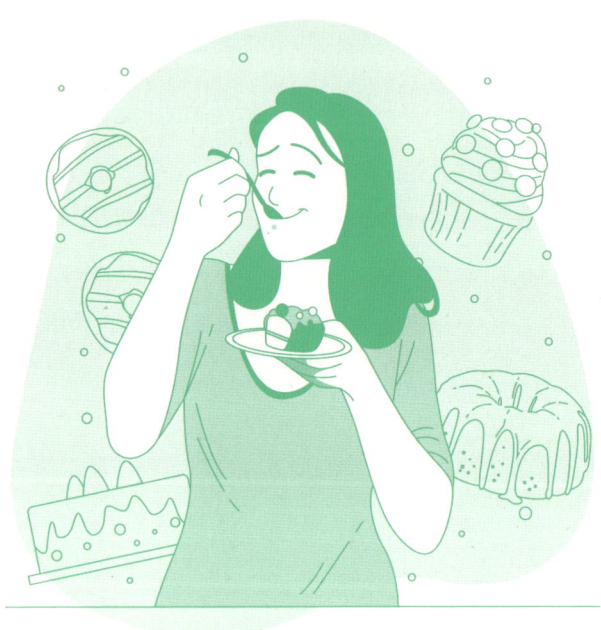

스트레스가 체중 증가에 기여하는 것이 이런 폭식과 야식 때문만은 아니다. 스트레스 자체가 우리의 몸이 살찌기 쉽도록 만든다는 연구 결과가 많이 보고되어 있다.

중요 키워드는 '코티솔(Cortisol)'이다. 스트레스 호르몬이라고도 알려진 코티솔은 별명대로 스트레스 상황에서 분비량이 증가하여 혈당과 혈압을 상승시키며, 내장지방 축적 반응을 촉진하고, 식욕 보상 중추를 자극하여 더 많은 음식을 섭취하도록 유도한다. 면역 반응에도 관여하는 등 인간의 긴 진화 과정 속에서 위기에 대처하고 살아남을 수 있도록 다방면에서 역할을 해 온 '조력자' 호르몬이지만, 현대인에게는 대사증후군과 비만을 향한 안내자이기도 하다.[21]

그런데 사실 이런 것들보다 더 중요한 코티솔의 역할이 있다. 일주기에 따라 인체 장기들의 리듬을 조절하여 제 역할을 할 수 있도록 도와주는 것이다.[22]

아침에 기상 직전에는 혈중 코티솔 레벨이 최대치가 되었다가, 점차 감소하여 잠들기 전에는 가장 낮아지는데, 이러한 코티솔 농도에 따라 혈압과 심박수도 변화한다.[23] 한창 활동이 필요해지는 시간대에는 심박출량이 늘어나고, 휴식이 필요할 때에는 줄어드는 것이다.

---

21. S. D. Hewagalamulage, T. K. Lee, I. J. Clarke, & B. A. Henry. (2016). Stress, cortisol, and obesity: a role for cortisol. *Domestic Animal Endocrinology 56*, S112-S120.
22. N. A. S. M. Azmi, N. Juliana, S. Azmani, N. M. Effendy, I. F. Abu, N. I. M. F. Teng, & S. Das. (2021). Cortisol on Circadian Rhythm and Its Effect on Cardiovascular System. *International Journal of Environmental Research and Public Health 18*(2), 1-15.
23. A. Scher, W. A. Hall, A. Zaidman-Zait, & J. Weinberg. (2010). Sleep quality, cortisol levels, and behavioural regulation in toddlers. *Developmental Psychobiology 52*, 44-53.

주기적으로 변화하는 코티솔 농도 때문에 발병 시간에 따라 질병의 예후가 달라지기도 한다. 가령, 코티솔 농도가 높아 혈압과 심박수가 올라가는 오전에 중풍이 발병했을 경우 오후에 발병했을 때보다 예후가 더 좋지 않다는 연구 결과가 있다.[24]

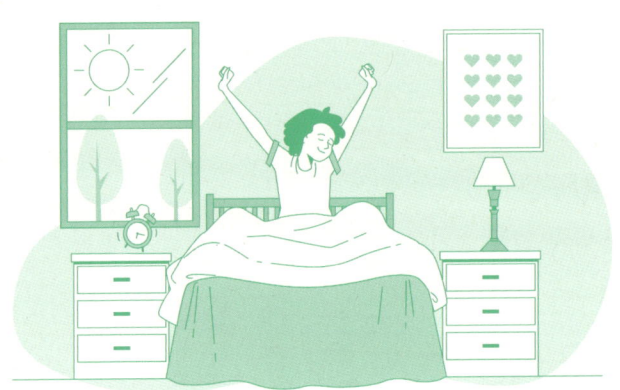

신체 리듬 전반에 관여하는 코티솔의 기능을 고려해 보면, 건강과 체형 관리를 위해서 코티솔 관리, 즉 스트레스 관리는 무엇보다 중요하다는 것을 알 수 있다. 그런데 코티솔 분비에 영향을 주는 것이 또 한 가지 있다. 바로 '수면'이다.

Chaput and Tremblay(2012)[25]에 따르면, 어린이와 성인 집단

---

24. E. Ammirati, A. Maseri, & C. V. Cannistraci. (2013) Still need for compelling evidence to support the circadian dependence of infarct size after ST-elevation myocardial infarction. *Circulation Research 113*, 43-44.
25. Jean-Philippe Chaput and Angelo Tremblay. (2012). Insufficient Sleep as a Contributor to Weight Gain: An Update. *Current Obesity Reports 1*, 245-256.

에서 수면 시간이 줄어들수록 BMI 수치가 증가하는 경향이 나타났다. 또한, 평소 하루 5시간 미만을 자는 성인의 경우 5시간 이상 잠을 자는 성인에 비해 비만일 가능성이 55% 더 높았다.

잠이 부족할수록 살이 찌는 이유에 대해서는 오래전부터 다양한 가설이 제시되어 왔는데, 그중 하나는 에너지 소비량이 줄어든다는 것이었다. 하지만 연구자들이 검토한 결과 수면 시간이 감소함에 따라 피실험자의 활동량이 유의미하게 줄어들지는 않았다.[26]

진짜 원인은 다른 데에 있었다. 이미 말했듯이 '코티솔'이었다. 수면 시간이 줄어들면서 혈중 코티솔 레벨이 증가했고, 뇌의 쾌락 보상 중추가 활성화되어 더 많은 음식을 찾게 된 것이 체중 증가의 진짜 원인이었다. 코티솔 레벨 상승에 따라 혈당이 상승하고, 내장지방 축적도 더 잘 일어났다.[27]

이는 아마도 오랜 진화의 산물로서 수면 시간이 부족한 것이 곧 생존 환경에 위기가 닥친 것으로 인체가 받아들여 나타난 변화로 이해할 수도 있을 것이다. (남성호르몬과 코티솔이 위기 감수 및 대처에 중요한 역할을 한다는 연구 결과[28]가 있다.)

---

26. A. Bosy-Westphal, S. Hinrichs, K. Jauch-Chara, B. Hitze, W. Later, B. Wilms, U. Settler, A. Peters, D. Kiosz, & M. J. Müller. (2008). Influence of partial sleep deprivation on energy balance and insulin sensitivity in healthy women. *Obesity Facts 1*, 266-273.
27. Rachel Leproult, & Eve Van Cauter. (2010). Role of Sleep and Sleep Loss in Hormonal Release and Metabolism. *Endocrine Development 17*, 11-21.
28. P. H. Mehta, K. M. Welker, S. Zilioli, & J. M. Carré. (2015). Testosterone

대개는 실제로 생존에 위협을 느낄 만한 상황이 아니기 때문에 (물론 마감일을 지켜야 한다거나 밀린 잔업을 처리해야 해서 실제로 위기 상황일 수도 있다.) 적정 수면 시간을 확보하는 것은 다이어트를 위한 전제 조건이 된다. 그러니까 체중을 감량하고 유지하기 위해서는 늘 잠을 충분히 자야 한다는 뜻이다.

> **"잠을 자고 싶어도 잠이 안 오면 어떡하죠?: 멜라토닌 늘리기"**
>
> 신체 리듬에 전반적으로 관여하는 호르몬이 또 있습니다. 바로 '멜라토닌(Melatonin)'입니다.[29] 코티솔이 각성을 유발하는 호르몬이라면, 멜라토닌은 반대로 수면에 도움을 주는 호르몬으로 잘 알려져 있습니다.[30]
>
> 불면증 치료를 위해 멜라토닌을 직접 복용하는 방법이 개발되었지만, 멜라토닌을 직접 복용했을 때 흡수율이 3%밖에 되지 않는다는 연구 결과가 있습니다.[31] 또한, 멜라토닌을 계속 직접 복용할 경우 호르몬 분비체계

---

and cortisol jointly modulate risk-taking. *Psychoneuroendocrinology 56*, 88-99.
29. K. Juhnevica-Radenkova, D. A. Moreno, L. Ikase, I. Drudze, & V. Radenkovs. (2020). Naturally occurring melatonin: Sources and possible ways of its biosynthesis. *Comprehensive Reviews in Food Science and Food Safety 19*, 4008-4030.
30. S. D. Santoro, C. M. Giacheti, N. F. Rossi, L. M. G. Campos, & L. Pinato. (2016). Correlations between behavior, memory, sleep-wake and melatonin in Williams-Beuren syndrome. *Physiology & behavior 159*, 14-19.
31. L. P. H Andersen, M. U. Werner, M. M. Rosenkilde, N. G. Harpsøe, H. Fuglsang, J. Rosenberg, & I. Gogenur. (2016). Pharmacokinetics of oral and intravenous melatonin in healthy volunteers. *BMC Pharmacology and Toxicology 17*(1), 1-5.

에 교란이 생길 위험도 있습니다.[32]

보다 안전하게 멜라토닌 분비량을 늘리는 방법은 멜라토닌을 많이 함유한 음식을 섭취하는 것입니다. 멜라토닌을 많이 함유한 음식은 뭐가 있을까요? 체리와 오렌지 주스가 대표적입니다.

체리 중에서는 사워체리(Sour Cherry)라는 품종에 특히 멜라토닌이 많이 함유되어 있는 것으로 보고되었습니다.[33] 또, 오렌지 주스와 관련해서는 Sae-Teaw et al.(2013)의 연구[34]가 인상적입니다. 오렌지 주스를 마신 건강한 성인에게서 멜라토닌 수치뿐만 아니라, 혈청 내 (노화를 방지한다고 알려진) 항산화 물질의 농도도 함께 증가한 것으로 나타났습니다.

하지만 많은 현대인들에게 수면 시간을 늘리는 것 자체가 어려운 일일 수 있다. 치열한 경쟁사회에서 살아남기 위해 대부분이 잠을 줄이는 쪽을 택해 왔기 때문이다. 이를 커피(카페인)가 도왔다. 이제 카페인 이야기를 해 보려 한다.

---

[32]. O. J. Onaolapo, & A. Y. Onaolapo. (2018). Melatonin in drug addiction and addiction management: Exploring an evolving multidimensional relationship. *World Journal of Psychiatry 8*(2), 64-74.

[33]. X. Feng, M. Wang, Y. Zhao, P. Han, Y. Dai. (2014). Melatonin from different fruit sources, functional roles, and analytical methods. *Trends in Food Science and Technology, 37*(1), 21-31.

[34]. M. Sae-Teaw, J. Johns, N. P. Johns, & S. Subongkot. (2013). Serum melatonin levels and antioxidant capacities after consumption of pineapple, orange, or banana by healthy male volunteers. *Journal of Pineal Research 55*(1), 58-64.

카페인은 도파민 수용체를 활성화시켜서 각성 상태를 유지시켜주고, 쉽게 동기 부여를 할 수 있도록 도와준다.[35] 물론, 카페인이 작업 능력은 향상시키지만 의지력에는 영향을 주지 않는다는 연구 결과[36]도 있다. 어쨌든 시험을 치르기 위해, 업무를 마치기 위해 커피만큼 효과적인 부스터(Booster)를 찾기는 어려울 것이다.

하지만 오래전부터 커피가 수면의 질을 떨어뜨린다는 문제 제기가 있어 왔다. Watson et al.(2016)[37]은 수면에 대한 카페인의 영향을 다방면으로 분석했다.

잠들기 1~3시간 정도 전에, 그러니까 저녁에 마시는 커피가 수면 효율을 떨어뜨린다는 사실은 많은 연구에서 일관되게 드러났다. 잠들기까지 시간이 오래 걸리고, 전체 수면 시간이 짧아지는 것은 공통적인 현상이었다.

평소 낮에 보통 수준으로 커피를 마시는 사람들의 수면에 대한 평가는 엇갈려 왔다. 커피가 수면을 방해한다는 연구 결과[38]도 있었고,

---

35. A. B. Sheppard, S. C. Gross, S. A. Pavelka, M. J. Hall, & M. I. Palmatier. (2012). Caffeine increases the motivation to obtain non-drug reinforcers in rats. *Drug and Alcohol Dependence 124*(3), 216-222.
36. M. C. Wardle, M. T. Treadway, & H. D. Wit. (2012). Caffeine increases psychomotor performance on the effort expenditure for rewards task. *Pharmacology Biochemistry and Behavior 102*(4), 526-531.
37. E. J. Watson, A. M. Coates, M. Kohler, & S. Banks. (2016). Caffeine Consumption and Sleep Quality in Australian Adults. *Nutrients 8*, 479.
38. M. Sanchez-Ortuno, N. Moore, J. Taillard, C. Valtat, D. Leger, B. Bioulac, & P. Philip. (2005). Sleep duration and caffeine consumption in a

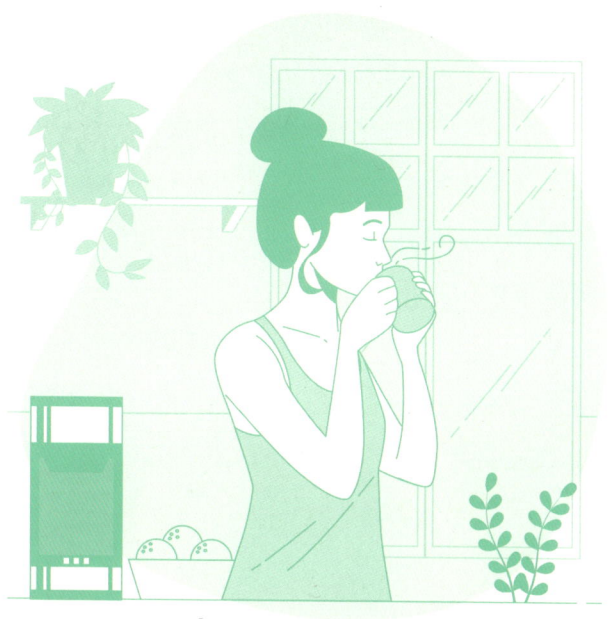

아무런 영향을 주지 않는다는 주장[39]도 있었다.

연구자들은 이렇게 상반된 결과가 나온 것은 카페인 섭취 범주(ex: 커피, 초콜릿, 에너지 드링크 등)를 어떻게 설정했느냐, 수면 상태를 평가하는 설문지를 어떻게 만들었느냐에 따라 데이터가 다르게 나타난 것이라 보았다.

French middle-aged working population. *Sleep Medicine 6*, 247-251.
39. C. A. Brick, D. L. Seely, & T. M. Palermo. (2010). Association between sleep hygiene and sleep quality in medical students. *Behavioral Sleep Medicine 8*, 113-121.

따라서 카페인 출처를 세분화하고, 수면의 질과 입면까지 걸리는 시간, 전체 수면 시간을 평가하는 설문지(C-FFQ)를 자체적으로 만들어 일반적인 수준의 커피 기호가들의 수면 상태를 평가했다.

분석 결과, 평소 카페인 섭취량과 수면의 질, 입면까지 걸리는 시간 사이에는 상관관계가 나타나지 않았고, 전체 수면 시간과는 반비례한 관계가 나타났다. 카페인 섭취량이 많아질수록 전체 수면 시간은 짧아졌던 것이다. (연구 표본이 80명 정도로 크지 않다는 점, 커피를 매일 조금 혹은 보통 수준으로 마시는 사람을 대상으로 한 결과라는 점 등은 위 연구의 한계점이다.)

성공적인 다이어트를 위해서는 꼭 염두에 둬야 할 만한 내용이다. 적정 체중 유지를 위해서는 충분한 수면 시간이 확보되어야 하는데, 많은 양의 카페인 섭취가 이를 방해할 수 있기 때문이다.

물론, 카페인 섭취가 운동할 때 갈색지방세포를 활성화하여 체중 감량을 돕는다는 연구 결과[40]도 있다. 집중력을 올리고 동기 부여를 강화하여 운동량을 늘리는 데에 도움을 줄 수도 있을 것이다. (카페인이 인슐린 저항성과 당 대사를 개선한다는 논문[41]이 있지만, 카페

---

40. D. I. V. Pérez, D. A. S. Soto, J. M. Barroso, D. A. D. Santos, A. C. C. Queiroz, B. Miarka, C. J. Brito, & M. S. Quintana. (2021). Physically active men with high brown adipose tissue activity showed increased energy expenditure after caffeine supplementation. *Journal of Thermal Biology 99*, 103000.
41. J. Montenegro, O. Freitas-Silva, & A. J. Teodoro. (2022). Molecular

인을 장기간 섭취했을 때는 혈당이나 인슐린 민감성에 유의미한 이점이 없었다는 상반된 연구 결과[42]도 존재한다.)

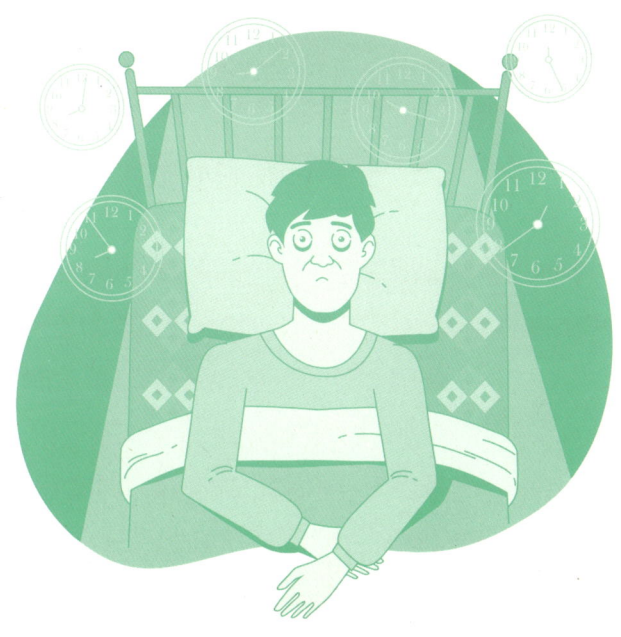

유전적으로 카페인 민감성에 차이가 있다는 사실은 이미 잘 알려져 있다.[43] 누군가는 커피 한 잔에 밤을 샐 수도, 누군가는 커피 세

Mechanisms of Coffee on Prostate Cancer Prevention. *BioMed Research International 3254420*, 1-12.
42. S. M. Moon, M. J. Joo, Y. S. Lee, & M. G. Kim. (2021). Effects of Coffee Consumption on Insulin Resistance and Sensitivity: A Meta-Analysis. *Nutrients 13*(11), 3976.
43. J. V. Rétey, M. Adam, R. Khatami, U. F. O. Luhmann, H. H. Jung, W. Berger, & H. P. Landolt. (2007). A Genetic Variation in the Adenosine A2A Receptor Gene (ADORA2A) Contributes to Individual Sensitivity to Caffeine Effects on Sleep. *Clinical Pharmacology & Therapeutics 81*, 692–698.

잔을 마시고도 아무런 변화를 느끼지 못할 수도 있다는 것이다.

따라서 자신의 카페인 감수성과 적정 수면 시간, 평소 운동 패턴 등을 잘 파악하여 매일 카페인을 적정량 이상으로 섭취하지 않는 것이 성공적인 다이어트를 위해 매우 중요하다.

> [1-(4) 내용 요약]
>
> ○ 스트레스 상황에서 분비되는 코티솔은 체중 증가에 직접적 영향을 미치므로, 적정 체중 유지를 위해 스트레스 관리는 무엇보다 중요하다.
> ○ 수면 시간이 줄어들면 코티솔의 분비량이 증가하기 때문에 충분한 수면 시간을 확보할 필요가 있다.
> ○ 카페인은 전체 수면 시간에 영향을 주기 때문에 나에게 맞는 적정량의 카페인(커피)을 섭취할 필요가 있다.

(5) 음주와 흡연은 괜찮을까?

수년 전, 온라인 커뮤니티에 알코올만 섭취할 경우 살이 찌지 않는다는 속설이 돌았었다. 다이어트를 원하면서도 음주는 포기하고 싶지 않은 사람들의 간절함이 빚어낸 결과물이었을 것이다.

정말 음주 자체만으로는 살이 찌지 않을까? 이에 대한 해답을 줄 수 있는 연구 결과가 있다.

Traversy and Chaput(2015)[44]은 평소 음주 습관과 비만 사이의 관계를 다각도로 분석했다.

먼저, 1그램의 알코올은 7.1kcal의 열량을 만들어 내며, 이 열량은 다른 음식을 소화하여 발생한 열량에 더해지기 때문에 체중 증가에 당연히 영향을 미친다.[45]

하지만 실제로 평소 음주를 즐기는 사람들의 비만율이 무조건 높지는 않았다.[46] 연구자들은 여기에 여러 가지 사회문화적인 요인들이 작용하고 있기 때문인 것으로 판단했다.

---

44. Gregory Traversy, & Jean-Philippe Chaput. (2015). Alcohol Consumption and Obesity: An Update. *Current Obesity Reports 4*, 122-130.
45. M. R. Yeomans. (2010). Alcohol, appetite and energy balance: is alcohol intake a risk factor for obesity? *Physiology & Behavior 100*, 82-89.
46. H. W. Gruchow, K. A. Sobocinski, J. J. Barboriak, & J. G. Scheller. (1985). Alcohol consumption, nutrient intake and relative body weight among US adults. *The American Journal of Clinical Nutrition 42*, 289-295.

음주를 하면서 사회적 모임을 가지고, 다른 사람들과 교류를 하는 과정에서 에너지를 소비하게 되기 때문이다. (다른 사람과의 만남을 통해 건강한 신체상을 만들 수도 있을 것이다.)

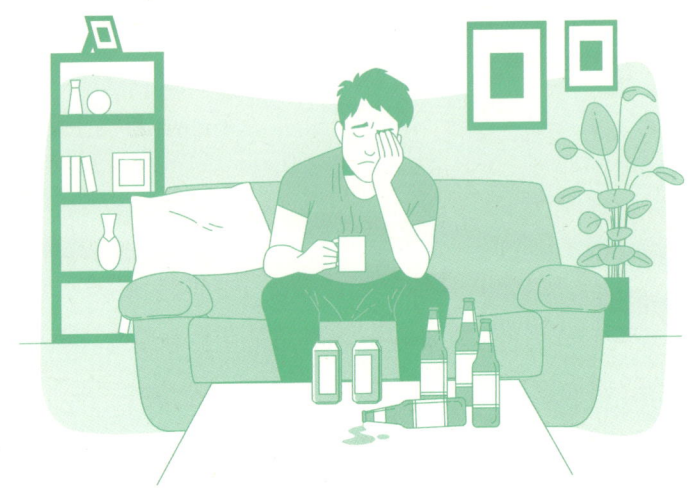

몇 가지 조건하에서는 음주가 체중 증가에 크게 기여하는 것으로 나타났는데, 대표적인 게 바로 '과음'이었다. 평소 음주를 즐겨도 적당량 이하의 술을 마시는 경우 음주와 비만 사이 상관관계가 나타나지 않았지만, 한번 마실 때 평균 이상의 술을 마시는 경우에는 비만율이 상승했던 것이다. (과음을 즐기는 사람들이 비만이 될 가능성이 술을 조금씩 즐기는 사람들에 비해 70% 더 높았다.[47])

---

47. N. J. Shelton, & C. S. Knott. (2014). Association between alcohol calorie intake and overweight and obesity in English adults. *American Journal of Public Health 104*, 629–631.

음주와 체중 증가 사이의 상관관계는 성별에 따라, 연령에 따라서도 다르게 나타났다. 보통 남성의 음주가 비만과의 관계가 깊었던 것에 비해 여성에게서는 오히려 비만 경향이 음주와 반비례하게 나타나는 경향이 있었다. 그런데 청소년기에는 이런 경향이 성별이 바뀌어 나타나기도 했다.[48] 또한 중년기 이후(39.2세 이상)에서는 음주와 비만과의 상관관계가 높아졌다.[49]

성별과 연령대에 따라 비만에 대한 음주의 영향력이 달라지는 것은 사회문화적 요인과 호르몬, 기초대사량 등 여러 가지 원인이 복합적으로 작용한 결과로 보인다. 각 연구마다 알코올 양, 음주 빈도와 같은 변인들이 통일되지 않아 그에 따라 결과가 달라질 수 있다는 한계점도 여전히 존재한다.

어쨌든 자신의 라이프스타일(Life Style)에 맞는 음주 습관을 지키는 것이 체중 관리를 위해서 중요하다는 것은 확실하다. 주량을 고려한 적당한 음주가 사회생활에 윤활유가 되고, 오히려 체중 관리를 위한 자극제가 될 수도 있다. 하지만, 정도를 넘어선 과음은 비만뿐만 아니라 장기적으로 알코올성 지방간의 원인이 될 수 있으니 주의가 필요하다.

---

48. K. Vågstrand, B. Barkeling, H. B. Forslund, K. Elfhag, Y. Linné, S. Rössner, & A. K. Lindroos. (2007). Eating habits in relation to body fatness and gender in adolescents - results from the 'SWEDES' study. *European Journal of Clinical Nutrition 61*, 517-525.
49. M. A. Alcácera, I. Marques-Lopes, M. Fajó-Pascual, J. Puzo, J. B. Pérez, M. Bes-Rastrollo, & M. Á. Martínez-González. (2008). Lifestyle factors associated with BMI in a Spanish graduate population: The SUN study. *Obesity Facts 1*, 80-87.

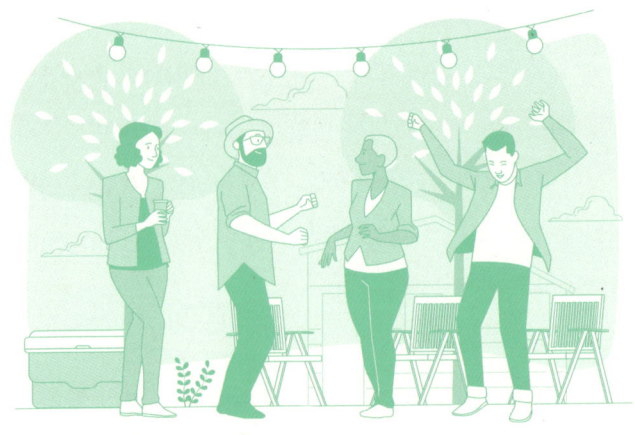

흡연은 어떨까?

정상적인 체중 유지를 위해 스트레스 관리가 중요하다는 사실을 이미 강조했었다. 일반적인 흡연 동기를 생각해 봤을 때, 스트레스 관리 차원에서 흡연이 도움 되는 측면이 있을 것이고, 이는 분명 체중 관리에 긍정적으로 작용할 수 있다. (비흡연자로서 흡연의 심리적 효과에 대해서 잘 알지는 못한다.) 담배의 니코틴과 같은 성분이 에너지 대사율을 증가시킨다는 사실도 체중 관리에 플러스 요인이다.[50]

하지만 Cena et al.(2011)에 따르면, 체중 감량이 필요한 상황에서 흡연은 직접적으로 방해가 된다. 앞에서 강조했던 '인슐린 저항성'을 야기하기 때문이다. 결과적으로 고지혈증과 고혈당증의 발병

---

50. H. Cena, M. L. Fonte, & G. Turconi. (2011). Relationship between smoking and metabolic syndrome. *Nutrition Reviews* 69(12), 745-753.

가능성이 높아질 수밖에 없다. 비흡연자에 비해 흡연자의 대사증후군 발병율이 1.07~1.66배 높아진다는 연구 결과도 있었다.[51]

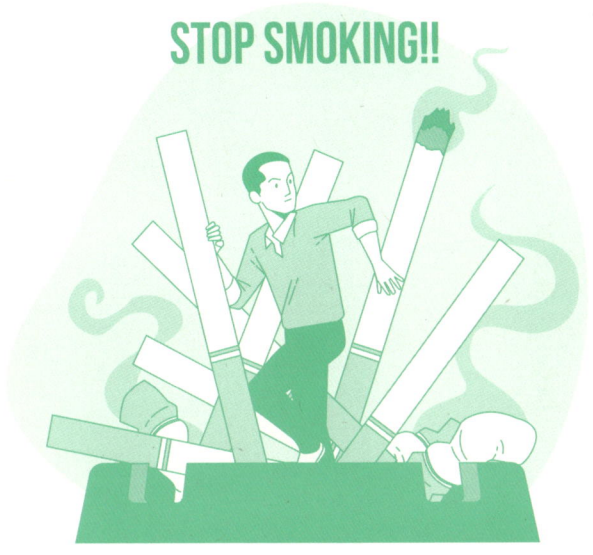

그런데 흡연으로 인한 대사증후군 발병 가능성도 카페인이나 알코올처럼 유전성을 띤다.[52] 어떤 사람은 선천적으로 매일 담배를 한 갑 이상 피워도 대사증후군이 생기지 않을 수 있다는 것이다. 반대로 담배 한 개비의 연기에도 금방 건강을 해칠 수 있는 사람들이 존

---

51. N. Nakanishi, T. Takatorige, & K. Suzuki. (2005). Cigarette smoking and the risk of the metabolic syndrome in middle-aged Japanese male office workers. *Industrial Health 43*, 295-301.
52. S. A. Belinsky, W. A. Palmisano, F. D. Gilliland, L. A. Crooks, K. K. Divine, S. A. Winters, M. J. Grimes, H. J. Harms, C. S. Tellez, T. M. Smith, P. P. Moots, J. F. Lechner, C. A. Stidley, & R. E. Crowell. (2003) Aberrant promoter methylation in bronchial epithelium and sputum from current and former smokers. *Cancer Research 62*, 2370-2377.

재할 것이다.

  특별히 선택받은 유전자를 타고나지 않았다면, 체중 관리를 위해서나 건강을 위해서나 담배를 멀리하는 것이 안전한 선택지다. 특히 비만인 상태에서의 흡연은 정상 체중에서의 흡연에 비해 각종 질병에서 사망률을 3.5~5배 높인다고 하니, 체중 감량이 시급한 상태라면 건강을 위해서라도 금연이 급선무라 할 수 있다.[53]

> **[1-(5) 내용 요약]**
>
> ○ 평균 이하 수준의 음주는 비만과 상관관계가 거의 없었다. 비만에 직접적으로 영향을 준 것은 과음이었다. 한번 술을 마실 때 평균 이상으로 많이 마시는 사람은 비만이 될 가능성이 70% 높아졌다.
> ○ 흡연이 체중 관리에 도움을 주는 면도 있지만, 인슐린 저항성을 유발하여 비만의 원인이 될 수 있다. 비만 상태에서 흡연을 할 경우 각종 질병으로 인한 사망률이 크게 증가한다.

---

53. D. M. Freedman, A. J. Sigurdson, P. Rajaraman, M. M. Doody, M. S. Linet, & E. Ron. (2006). The mortality risk of smoking and obesity combined. *American Journal of Preventive Medicine 1*, 355-362.

(6) 살 빼기는 어려웠는데, 찌는 건 왜 이렇게 쉬운가!

수일~수개월 만에 체중 감량에 성공했다가 순식간에 원래의 체중 혹은 그 이상으로 살이 쪄 버리는 요요현상은 단순히 의지력 부족 때문에 일어나는 것은 아니다.

Baak and Mariman(2023)[54]은 요요현상의 정당한(?) 생리 기전을 규명했다. 주로 복부에 많이 축적되는 지방세포와 면역 과정에 광범위하게 개입하는 대식세포가 관여하고 있었다.

체중이 증가할 때 부피가 늘어난 지방세포가 주변의 결합조직에 의해 막혀서 더 이상 팽창하기 어려워지면 저산소 상태가 유발되고, 이때 분비되는 단백질 신호를 포착한 대식세포가 주변으로 몰려들게 된다. 평소에는 세포 찌꺼기나 이물질, 비정상적 단백질 등을 삼켜서 분해하는 역할을 하는 대식세포가 지방세포 주변의 결합조직을 해체하는 역할을 하게 되고, 지방세포는 더 성장할 수 있는 충분한 공간을 확보하게 된다. 즉, 뱃살이 더 늘어날 수 있는 여유가 생긴다.[55]

문제는 체중 감량에 성공하게 되면 지방세포도 다시 부피가 줄어

---

54. M. A. V. Baak, & E. C. M. Mariman. (2023). Obesity-induced and weight-loss-induced physiological factors affecting weight regain. *Nature Reviews Endocrinology 19*(11), 655-670.
55. N. J. T. Roumans, R. G. Vink, P. Fazelzadeh, M. A. V. Baak, & E. C. M. Mariman. (2017). A role for leukocyte integrins and extracellular matrix remodeling of adipose tissue in the risk of weight regain after weight loss. *The American Journal of Clinical Nutrition 105*, 1054-1062.

들지만, 주변의 헐거워진 결합조직과 예전에 침투한 대식세포들은 그대로 남는다는 것이다. 다시 에너지 섭취량이 증가해서 지방세포가 팽창하게 되면, 이번에는 과거의 대식세포 유입 및 결합조직 해체 작업이 필요 없기 때문에(지방세포의 성장에 브레이크를 걸 장벽이 없기 때문에) 더 빠른 속도로 살이 찌게 된다. '살을 빼기는 너무 어려운데, 살찌는 것은 왜 이렇게 쉽고 빠른가?'라는 의문에 이런 생리학적 근거가 있었다.[56]

Baak and Mariman(2023)에 따르면 살이 쪘다가 빠진 후 지방세포 주변에 대식세포가 머무르는 이 상태는 골수 전구 세포에 기억이 저장되어 장기간 지속된다고 한다.[57] 사람마다 유전적으로 이 기억의 지속 기간에 편차가 있다는 사실은 곧 '살이 잘 찌는 체질'과 '살이 잘 찌지 않는 체질'이 존재한다는 사실의 단서가 된다. 하지만 아쉽게도 이 부분에 대해 많은 연구가 진행되어 있지는 않은 것으로 보인다.

일반적으로 일단 과체중이 되었다가 체중 감량을 했을 때, 지방세

---

56. M. A. Cottam, H. L. Caslin, N. C. Winn, & A. H. Hasty. (2022). Multiomics reveals persistence of obesity-associated immune cell phenotypes in adipose tissue during weight loss and weight regain in mice. *Nature Communications 13*, 2950.
57. M. G. Netea, J. Domínguez-Andrés, L. B. Barreiro, T. Chavakis, M. Divangahi, E. Fuchs, L. A. B. Joosten, J. W. M. V. D. Meer, M. M. Mhlanga, W. J. M. Mulder, N. P. Riksen, A. Schlitzer, J. L. Schultze, C. S. Benn, J. C. Sun, R. J. Xavier, & E. Latz. (2020). Defining trained immunity and its role in health and disease. *Nature Reviews Immunology 20*, 375-388.

포가 쉽게 성장할 수 있는 상태가 오랫동안 지속이 될 것이므로 식습관, 운동량 등 체중 관리에 늘 신경을 쓸 필요가 있다. 살이 찌기 전보다 '더욱' 말이다. 이를 위해서는 전략과 계획이 필요하다.

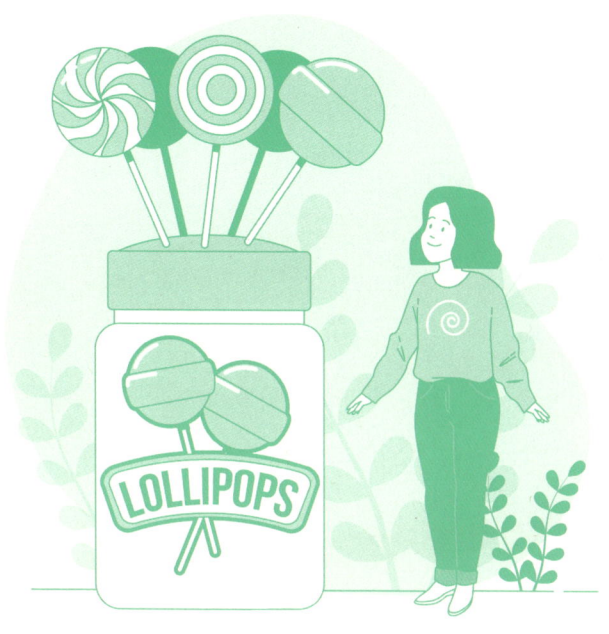

Baak and Mariman(2023)의 연구 결과에 의하면 체중 감량 이후, 우리의 몸에서는 몇 가지 변화가 나타난다. 음식 섭취로 인한 쾌락 중추가 활성화되어 맛있는 음식을 더 많이 갈망하게 되고, 지방을 분해하는 능력(Lipolysis)이 떨어져서 결과적으로 체내 지방 축적이 더 잘 일어나게 된다.[58] 그리고 이와 같은 경향은 체중 감량이

---

[58] K. Koppo, M. Siklová-Vitková, E. Klimčáková, J. Polák, M. A. Marques, M. Berlan, J. V. D. Voorde, J. Bulow, D. Langin, I. D. Glisezinski, &

급격하고 클수록 더 강하게 나타난다.[59]

이런 변화 역시 아마도 오랜 시간 동안 위기 상황에서 에너지를 보존하여 살아남기 쉽도록 인간이 진화해 온 결과물일 것이다. 하지만 이제는 체중 감량이 필요한 현대인에게 현명하게 대처하고 극복해야 할 장애물이다.

어떻게 극복할 수 있을까?

한의원에서 다이어트 한약 치료 과정을 진행하면서 늘 강조하는 것은 일주일에 1~2kg 감량하는 정도(혹은 그보다 더 적게 & 현재 상태에 적합한 수준으로)로 적정 속도를 유지하면서 새로운 몸 상태에 적응 기간을 갖는 것이다. (체중 감량 후 유지기가 필요할 수도 있다.)

매일 체중 변화를 체크하면서 식사량과 활동량을 점검하고, 얼마나 활동하고 어느 정도 식사를 했을 때 체중 변화가 일어나는지 확인하는 것이 중요하다. 필연적으로 샘솟게 될 식욕을 어떻게 효과적

V. Stich. (2012). Catecholamine and insulin control of lipolysis in subcutaneous adipose tissue during long-term diet-induced weight loss in obese women. *American Journal of Physiology-Endocrinology and Metabolism 302*, E226-E232.

59. R. G Vink, N. J. Roumans, E. C. Mariman, & M. A. V. Baak. (2017). Dietary weight loss-induced changes in RBP4, FFA, and ACE predict weight regain in people with overweight and obesity. *Physiological Reports 5*, e13450.

으로 해소할지도 관건이다. 우리의 몸이 현재 위기 상태가 아니라 일상임을 받아들일 수 있도록 충분한 여유를 줘야 하고, 지방과 관련한 에너지 대사가 정상화될 때까지 특히 신경을 써야 한다.

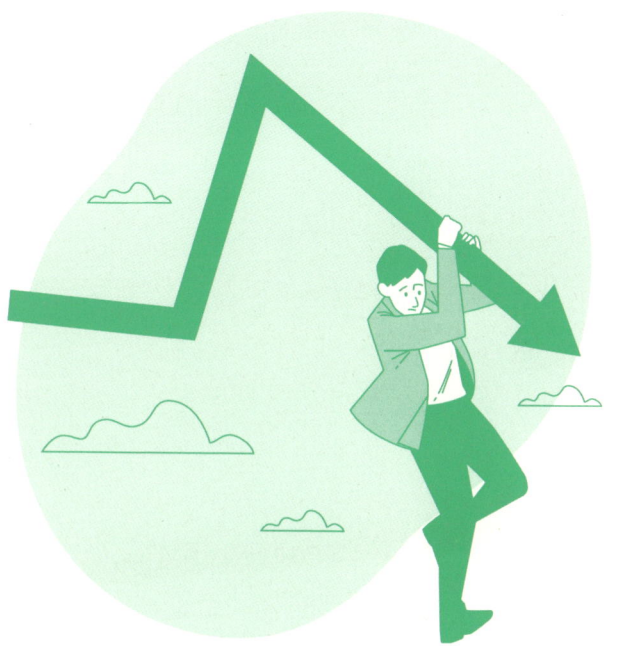

에너지 대사량이 줄어들지 않도록 운동량을 늘리고, 근육을 키워서 에너지 소비가 원활하게 일어날 수 있도록 몸을 만드는 것이 요요현상에 대처할 수 있는 효과적인 방안이다. 하지만 운동을 하게 되면 식욕이 늘어나 오히려 다이어트에 방해가 될 여지도 있기 때문에 나의 현재 몸 상태와 신체상을 고려한 적정 운동량을 찾는 것이 좋을 것이다.

체중 감량 시 일어나는 우리 몸과 마음의 변화에 대한 이해 없이 오로지 -10kg, 혹은 -20kg을 목표로 한 급진적 다이어트에 성공한다면, 이후 해일처럼 밀려드는 요요현상에 속수무책으로 당할 수밖에 없다. 휘몰아치는 식욕을 감당할 수 없을 것이고, 금세 다시 불어나 버린 체중에 전의를 상실할지도 모른다.

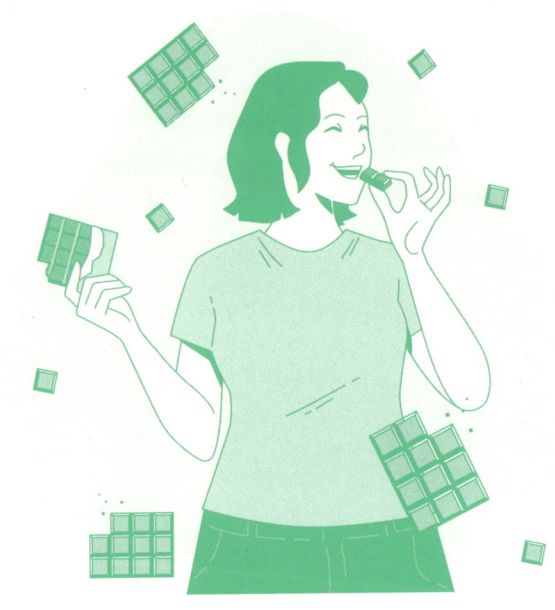

다이어트가 일회성으로 끝나지 않으려면, 체중 감량에 따른 몸의 변화를 미리 알고 대처해야 한다. 너무 많은 노력을 기울여 지치지 않도록 여유를 갖는 것도 중요하다. 체중 관리는 평생 이어 나가야 할 과제다.

[1-(6) 내용 요약]

○ 체중이 늘면 지방세포 사이에 대식세포가 침투하고, 체중 감량 이후에도 잔존하게 된다. 이는 체중이 쉽게 다시 늘어나게 되는 원인이 된다.

○ 체중 감량이 급격할수록 식욕이 증가하고 음식으로 충족되는 쾌락 중추가 활성화된다. 적정 속도의 다이어트가 중요하다.

2. 다이어트 방법 점검

(1) 모두가 알면서도 간과하는 기본 전제 3요소

한의원에서 한약을 처방하고 치료 과정을 진행할 때 가장 기본적인 전제로 두는 3가지 요소가 수면, 소화, 배변(소변)이다. 세 가지가 정상적으로 기능하지 않은 상태에서는 한의학적 치료 효과를 기대하기 힘들기 때문에 가장 먼저 정상화해야 하는 선결과제라는 의미이기도 하다. 물론, 다양한 한의학적 관점에 따라 이견이 있을 수 있는 내용이지만, "잘 먹고, 잘 싸고, 잘 자면 건강하다."라는 말은 한의학적으로 매우 보편적인 명제다.

다이어트도 마찬가지다. 다이어트에 전제되어야 할 가장 기본적인 요건은 건강이고, 건강을 위해서는 수면, 소화, 배변에 문제가 없어야 한다.

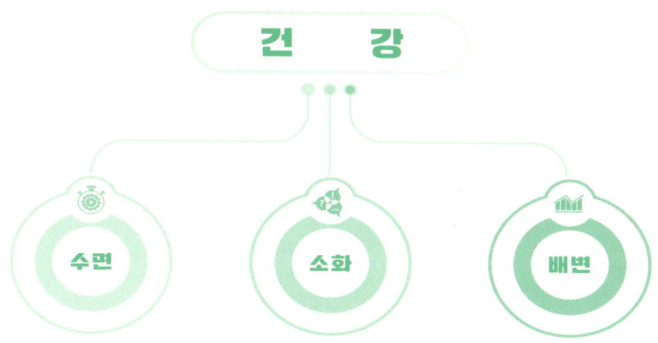

수면의 경우, 수면 시간이 부족해질수록 코티솔 레벨이 증가하여 체중 증가 위험이 높아진다는 내용을 이미 다뤘었다. 성공적인 다이어트를 위해서 꼭 필요한 것이 충분한 잠인데, 환자분들 중에서 무리한 다이어트를 시도하셨다가 불면증이 생겨 한의원을 찾게 되신 경우가 종종 있다. 그중에는 식욕억제제와 같이 중추신경계에 작용하는 양약 복용 후 수면장애가 생긴 케이스도 있다.

Jeong and Priefer(2022)[60]에 따르면, 미국에서 가장 많이 처방되는 식욕억제제인 펜터민(Phentermine)과 관련하여, 입 마름, 불면증과 같은 부작용이 보고되어 있다. 도파민과 노르에피네프린을 활성화하고, 의존성을 유발하기 때문에 장기간 복용은 금지되어 있다. 단기간 복용 후 생긴 부작용은 자연히 소실된다고 한다.

---

60. D. Jeong, & R. Priefer. (2022). Anti-obesity weight loss medications: Short-term and long-term use. *Life Sciences 306*, 120825.

하지만 Fourie et al.(2023)[61]의 연구에 의하면, 이 외에도 부정맥, 고혈압, 환각, 기타 정신증 등 펜터민으로 인한 부작용이 다양하다. 12주 이상 복용했을 경우 나타날 수 있는 증상들이라고 보고되어 있지만, 흡연, 알코올에 대한 감수성이 사람마다 다른 것을 감안하면 모두 늘 염두에 둘 필요가 있는 것들이다. 펜터민뿐만 아니라 중추 신경에 작용하는 다른 약물들도 마찬가지다.

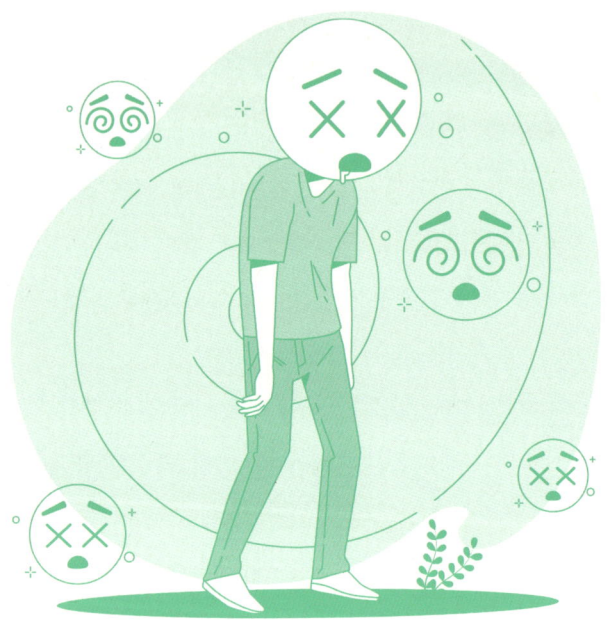

---

61. A. Fourie, M. Julyan, C. S. Mostert, & J. M. D. Plessis. (2023). Potential drug-drug interactions with phentermine among long-term phentermine consumers: A retrospective analysis. *South African medical journal 113*, 63-68.

잠에 들기까지 시간이 오래 걸린다든지, 꿈을 많이 꾸고 잠을 자도 잔 것 같지 않다든지, 자주 깨고 뒤척이는 등 일단 수면장애가 생겼다면 한약 치료가 효과적일 수 있다. 건강에 문제가 생겼을 때 한약 다이어트가 강점을 보일 수 있는 이유는 환자의 상태에 따라 한약의 구성에 변화를 줘서 치료적 효과를 동시에 기대할 수 있기 때문이다.

물론, 수면장애가 심할 경우에는 이를 치료한 후 체중 감량을 진행하는 등 단계적 접근이 필요할 수 있다. 대량 제조되어 유통되는 다이어트약이 아니라 환자의 현 상태에 맞게 처방되는 한약(탕약)에 해당되는 이야기다. (건강에 아무런 이상이 없다면, 환제 형태의 다이어트 한약이 간편하고, 경제적일 수도 있다.)

다음은 소화다.

만성 소화불량, 과민성장증후군 등은 주로 마른 사람에게서 나타나는 증상일 것 같지만, 체중 감량을 위해 내원하시는 환자분들 중에서도 '식적(食積)'에 해당하는 증상들을 만성적으로 호소하시는 경우가 많다. 배에 가스가 잘 찬다거나, 더부룩함을 자주 느낀다거나, 몸이 잘 붓는다거나, 설사를 자주 한다는 것들이 대표적이다. 에너지 흡수와 소비가 원활하게 일어나지 않으니 부종이 쉽게 체중 증가로 이어진다.[62]

---

62. A. Kay, & C. L. Davis. (2008). Idiopathic edema. *American Journal of*

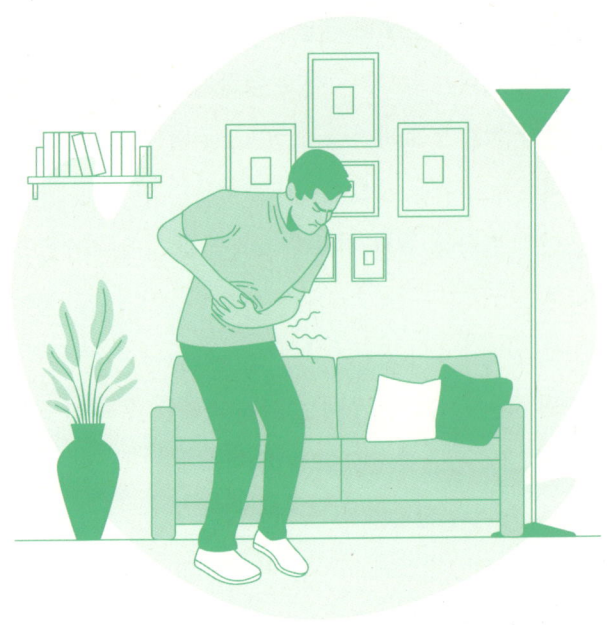

다이어트 한약을 처방할 때 이와 같은 소화장애 증상들을 함께 치료하는 것은 매우 수월하다. 체중 감량을 목표로 구성된 많은 한약들의 원래 목적이 소화기능 회복이기 때문이다. 소화기능을 정상화하여 에너지 대사 효율을 증대하고, 체액의 배출은 원활하게 해 주니 결과적으로 체중의 정상화도 쉽게 이뤄지는 것이다. (물론 여기에 식욕 감소, 포만감 증가와 같은 다른 원리들이 함께 작용하기도 한다.)

비만과 소화기능의 관계와 관련해서는 '장내 세균총(Gut Microbiota)'에 주목할 필요가 있다. 장내 세균총은 위, 소장, 대장

Kidney Diseases 34(3), 405-423.

등 소화기관 내벽에 서식하는 다양한 종류의 미생물군을 의미한다. 엄마 배 속에서 갓 태어났을 때는 없다가 만 3세가 될 때쯤이면 성인과 거의 유사한 비율의 장내 세균총이 완성된다.[63]

현재까지 알려진 장내 세균총의 기능은 매우 다양하다. 각종 음식들의 소화를 도울 뿐만 아니라, 알레르기, 면역 반응에도 관여하고, 신경전달물질을 분비하여 인지기능과 정서에도 직간접적으로 영향을 끼치는 것으로 보고되었다.[64]

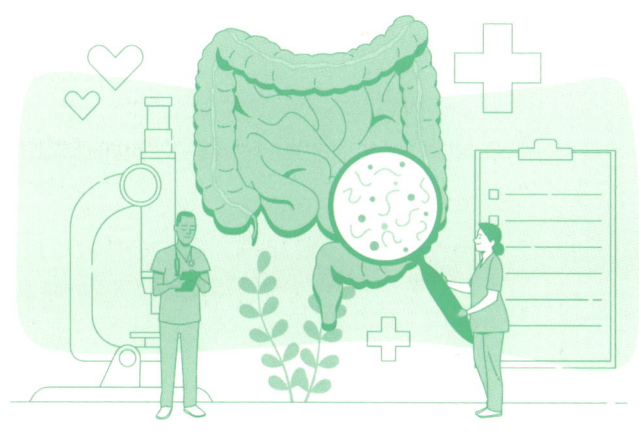

각종 병리적 상태에서는 원래의 장내 세균총 구성 비율에 변화가 생겨 신체 기능과 상호 영향을 주고받게 된다. 비만이나 과민성장증

---

63. S. M. Jandhyala, R. Talukdar, C. Subramanyam, H. Vuyyuru, M. Sasikala, & D. N. Reddy. (2015). Role of the normal gut microbiota. *World Journal of Gastroenterology 21*(29), 8787-8803.
64. M. Santoni, F. Miccini, & N. Battelli. (2021). Gut microbiota, immunity and pain. *Immunology Letters 229*, 44-47.

후군에서도 이런 장내 세균총의 변화가 두드러진다.

Remely et al.(2015)[65]의 연구에 따르면, 3개월간 비만 환자들의 다이어트 프로그램을 진행하면서 주기적으로 대변을 통한 장내 세균총 검사를 시행한 결과, 체중이 줄어듦에 따라 장내 미생물 중 Firmicutes균 대 Bacteroidetes균의 비율이 크게 감소했고, Lactobacilli라는 균의 비율이 유의미하게 증가했다.

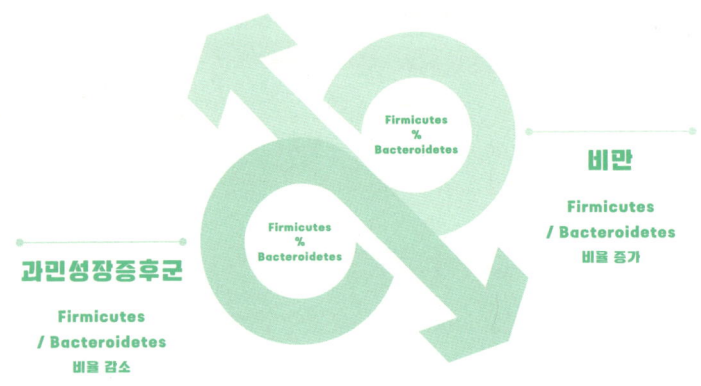

일반적으로 Firmicutes/Bacteroidetes의 비율은 비만의 경우 증가하고, 과민성장증후군이 있을 때는 감소하는 것으로 알려져 있다. 즉, 소화기능의 불균형 상태를 시사하는 것이다.

---

65. M. Remely, I. Tesar, B. Hippe, S. Gnauer, P. Rust, & A. G. Haslberger. (2015). Gut microbiota composition correlates with changes in body fat content due to weight loss. *Beneficial Microbes 6*(4), 431-439.

반대로 장내 세균총의 비율이 정상화되면, 거꾸로 신체 기능에 변화가 나타날까? 다시 말해, 과민성장증후군에서 나타나는 장내 세균총 비율을 인위적으로 만들어 주면 과민성장증후군이 나타나고, 건강한 상태의 미생물군을 확보해 주면 과민성장증후군이 개선될까?

장내 세균총 비율을 정상화하는 치료의 대표적인 예가 분변 이식술(FMT: Fecal Microbiota Transplantation)이다. 말 그대로 건강한 사람, 즉, 이상적인 장내 세균총 비율을 갖고 있는 사람의 분변을 장내에 이식하여 장내 세균총의 정상화를 꾀하는 치료 방법이다.

Kelly et al.(2021)[66]의 연구에 따르면, Clostridioides Difficile(설사를 일으키는 균)에 감염된 환자 259명을 대상으로 분변 이식술을 시행한 결과, 한 달 만에 약 90%의 환자들에서 치료 효과가 나타났다. 물론, 부작용도 보고되었다. 5명의 환자가 시술 후 설사를 호소했고, 복통을 호소한 환자도 4명 있었다. 3명의 환자가 후유증으로 추정되는 증상으로 입원 치료를 받았다.

연구 결과만 따져 보았을 때 분변 이식술의 치료율이 상당히 높지만, 부작용도 무시할 만한 수준이 아니다. 더더군다나 타인의 분변

---

66. C. R. Kelly, E. F. Yen, A. M. Grinspan, S. A. Kahn, A. Atreja, J. D. Lewis, T. A. Moore, D. T. Rubin, A. M. Kim, S. Serra, Y. Nersesova, L. Fredell, D. Hunsicker, D. McDonald, R. Knight, J. R. Allegretti, J. Pekow, I. Absah, R. Hsu, J. Vincent, & L. Laine. (2021). Fecal Microbiota Transplantation Is Highly Effective in Real-World Practice: Initial Results From the FMT National Registry. *Gastroenterology 160*, 183-192.

을 내 몸속에 이식했을 때의 결과다. 부작용 발생률이 높다고 느껴지는 데에는 아마도 시술 방식에서 오는 거부감도 한몫할 것이다.

만약 부작용이 없다면 분변 이식술을 흔쾌히 받아들일 수 있을까? 아무리 치료 효과가 뛰어나다 하더라도 생명에 지장을 줄 정도로 위급한 상황이 아니라면 선뜻 내키지 않는 방식일 것이다.

다행히도 장내 세균총을 개선하기 위한 훨씬 자연스럽고, 쾌적한 방법이 있다. 이번에도 한약이다.

Lin et al.(2019)[67]은 한약의 치료 과정에 장내 세균총이 세 가지 경로로 관여하고 있을 것이라고 봤다. 첫 번째는 장내 세균총의 대사 작용에 의해 한약의 주요 성분들이 새로운 활성 물질로 변화하는 것, 두 번째는 한약 투여 후 장내 세균총의 비율이 조정되는 것, 세 번째는 장내 세균총의 발효 및 대사 과정을 한약이 촉진하는 것이었다. 그리고 세 가지 경로 모두 한약의 치료 효과와 장내 세균총을 연계하고 있다는 사실이 확인되었다.

소화기관에 넓게 분포한 장내 세균총은 한의학에서 소화기관을 중심에 두고 인체를 바라본 전통적인 이론에 매우 잘 부합한다. 소

---

67. L. Lin, L. Luo, M. Zhong, T. Xie, Y. Liu, H. Li, & J. Ni. (2019). Gut microbiota: a new angle for traditional herbal medicine research. *The Royal Society of Chemistry 9*, 17457-17472.

화기능뿐만 아니라 인지기능처럼 정신적인 영역에까지 광범위하게 영향을 끼친다는 점에서 앞으로 한의학적 치료 효과를 규명하는 데에 큰 역할을 할 수 있을 것이라고 본다. 충분히 미래를 기대해 볼 수 있는 분야다.

이제 한의학적 치료의 기본 전제 3요소 중 마지막인 배변(변비)이 남았다.

자체적으로 다이어트를 진행하시는 환자분들 중에서 변비 증상을 겪고 계신 경우가 꽤장히 많다. 그리고 스스로 변비라고 인지하지 못하시거나 문제라고 생각하시지 않는 분들이 대다수였다.

변비의 서양의학적 정의를 찾아보면 일주일에 2회, 혹은 3회 미만 대변을 보는 것으로 기준이 다소 느슨하지만, 일반적인 한의학적 관점에서는 매일 1회 이상 대변을 봐야 정상적으로 배변 활동이 일어나고 있는 것으로 본다. 특히 사상의학적 관점에서 대변을 매일 보는지, 이틀에 한 번 보는지, 아니면 3일을 넘어가는지 여부는 진단 기준에도 영향을 미친다.

많은 연구들에서 변비가 건강에 끼치는 해악이 보고되었다. Nakase et al.(2022)[68]은 치매 환자에게서 변비의 유무가 치매의

---

68. T. Nakase, Y. Tatewaki, B. Thyreau, T. Mutoh, N. Tomita, S. Yamamoto, Y. Takano, M. Muranaka, & Y. Taki. (2022). Impact of constipation

진행 속도에 영향을 미치는지 분석했다. 알츠하이머 환자와 건망증 환자 328명을 변비가 있는 경우와 없는 경우로 나누어 17.4개월간 주기적으로 인지기능을 평가한 것이다. 그 결과, 치매 환자들은 변비가 있을 경우에 변비가 없는 경우보다 치매 진행 속도가 약 2.7배 빨랐고, 혈청 내 호모시스테인(Homocysteine) 농도도 훨씬 높게 나타났다. 호모시스테인은 산화적 스트레스를 증가시키고, 신경 손상을 일으키는 것으로 알려진 물질이다.

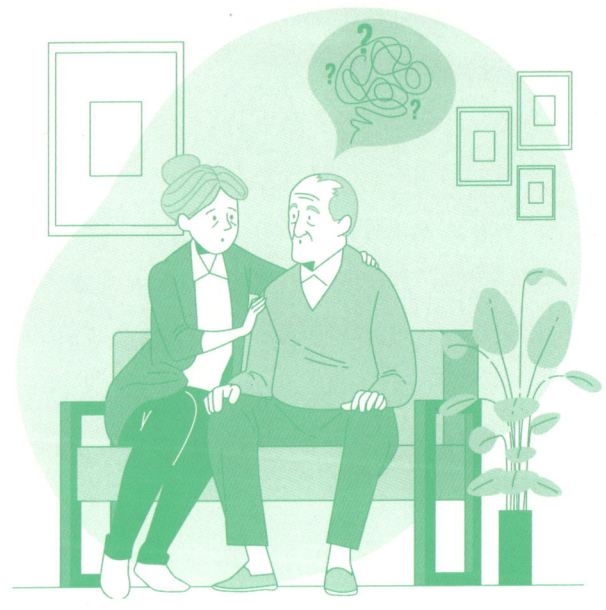

on progression of Alzheimer's disease: A retrospective study. *CNS Neuroscience & Therapeutics 28*(12), 1964-1973.

연구자들은 치매 환자에게서 장내 세균총의 구성이 변화하고, 그로 인해 체내 염증반응이 증가하여 뇌신경 손상이 가속화되는 것으로 추정했다. 이에 대해서는 이견이 존재한다. 치매 환자의 운동량이 감소하고, 수분 섭취량이 줄어들어 변비가 유발되고 뇌신경 손상이 빨라졌다고 보는 입장[69]도 있다.

아무튼 중요한 것은 변비가 치매 환자의 치매 진행 속도를 가속화했다는 사실이다. (중풍 후유증 등 기타 질환에서도 변비 및 인지기능 등과의 관련성 연구가 많다.) 그 대상이 치매 환자여서 변비가 건강에 지대한 영향을 미친 걸까? 인지기능에까지 영향을 끼치는 장내 세균총의 역할과 치매 환자에게 변비가 있을 때 나타나는 장내 세균총의 변화, 변비가 신경 손상을 가속화한 정황 등을 따져 보면, 건강한 일반인에게도 변비는 분명 주의해야 할 신호가 맞을 것이다. (한의학적으로도 변비는 인지기능과 관련이 깊다.)

게다가 변비 때문에 걱정해야 할 것이 인지기능 저하나 신경 손상만 있는 것이 아니다. 가장 우려가 되는 것은 암 발병률 증가다. 175,901명의 변비 환자를 대상으로 한 대규모 연구에서 관찰 첫해 대장암과 위암의 발생 위험이 높아졌으며, 이후 위암의 발병 위험이 지속적으로 높게 유지되었다.[70]

---

69. C. L. Chen, T. M. Liang, H. H. Chen, Y. Y. Lee, Y. C. Chuang, & N. C. Chen. (2020). Constipation and its associated factors among patients with dementia. *International Journal of Environmental Research and Public Health 17*(23), 9006.
70. J. Sundbøll, S. K. Thygesen, K. Veres, D. Liao, J. Zhao, H. Gregersen,

Zhu et al.(2014)[71]에 따르면, 변비가 있는 환자의 장내 세균총에서도 비교적 일관된 변화가 관찰되었다. Firmicutes균의 비율이 대조군에 비해 눈에 띄게 증가한 것이다. Firmicutes균, 어딘가 익숙하다. 바로 몇 페이지 전에 소화에 관한 이야기를 하면서 언급했었던, 비만이 될 때 비율이 올라가는 장내 세균이다.

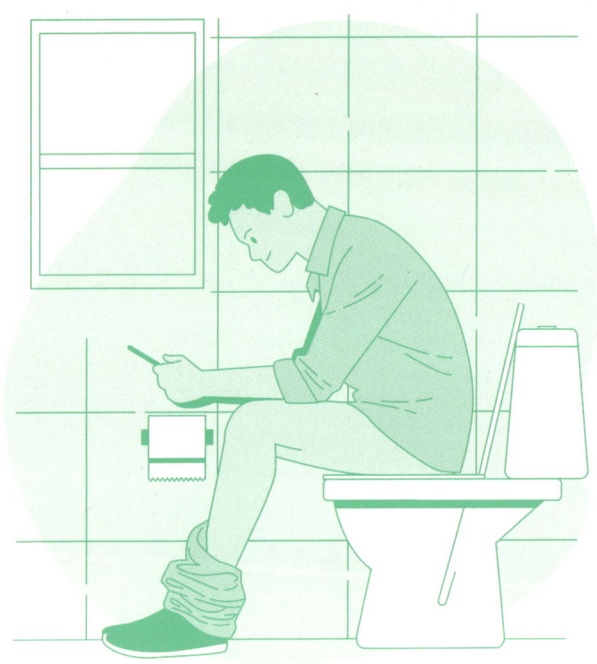

& H. T. Sørensen. (2019). Risk of cancer in patients with constipation. *Clinical Epidemiology 11*, 299-310.
71. L. Zhu, W. Liu, R. Alkhouri, R. D. Baker, J. E. Bard, E. M. Quigley, & S. S. Baker. (2014). Structural changes in the gut microbiome of constipated patients. *Physiol Genomics 46*, 679-686.

즉, 비만이 될 때와 변비가 생길 때, 장내 세균총의 변화가 유사한 방향으로 나타난다는 것을 알 수 있다. 변비는 체중 감량을 위해서도 예방해야 할 증상임이 분명하다.

정리하자면, 건강을 위해서나 성공적인 다이어트를 위해서나 수면, 소화, 배변은 꼭 원활하게 이뤄지고 있어야 한다. 어떤 방법을 선택하여 체중 감량을 하든, 이 세 가지 요소에 문제가 생기지 않도록 항상 신경을 써야 하는 것이다.

[2-(1) 내용 요약]
- 수면, 소화, 배변은 건강을 위해 늘 챙겨야 할 3요소다.
- 수면 시간이 부족해지면 코티솔 분비량이 늘어나 체중 증가에 직접적으로 영향을 줄 수 있다.
- 소화불량이나 변비가 있을 때 장내 세균총에도 변화가 나타났다. 장내 세균총은 인지기능, 신경 회복, 체중 등 건강에 전방위적 영향을 끼치므로, 건강한 장내 세균총 유지가 중요하다.

(2) 간헐적 단식의 함정 찾기

'간헐적 단식'이란 반복적으로 특정 기간 동안 자발적으로 음식과 음료를 섭취하지 않는 것을 의미한다. 단식 기간은 보통 12시간에서 3주까지 다양하며 정해진 것은 없다.

다이어트에 관심을 가져 본 사람 중에서 간헐적 단식에 대해 모르는 경우는 드물 것이다. 지난 수년간 방송과 각종 매체를 통해 간헐적 단식의 방법과 장점이 여러 번 소개되었기 때문이다. 건강을 위해서나 체중 감량을 위해서나 간헐적 단식은 이미 매우 보편적인 옵션이다.

개인적으로도 체중이 최종 방어선을 초과했을 때나 더부룩함, 장염, 설사 등 소화불량이 지속될 때 간헐적 단식을 종종 시행한다. 지쳐 있던 소화기관이 휴식기를 거치며 회복이 되고, 에너지 효율이 떨어져 있던 몸이 금방 평형을 되찾는 것을 느끼게 된다.

이토록 장점이 많은 선택지이다 보니, 단식으로 인해 생길 수 있는 부작용과 장기적 관점에서의 폐해는 간과되기 쉽다. 간헐적 단식을 할 때 무엇을 주의해야 하는지, 어떤 단점을 염두에 둬야 하는지 장점과 함께 정리해 보려 한다.

먼저, 간헐적 단식의 알려진 가장 큰 효과는 인슐린 감수성의 회복이다. 12~36시간 동안 단식했을 때, 인체는 '케토시스(Ketosis)'

라는 국면에 접어들게 된다. 케토시스는 ① 간에 저장된 글리코겐 (혈당이 저장된 형태) 소모, ② 혈당 강하, ③ 케톤(지방의 분해 산물) 생성, ④ 주요 에너지원으로서 케톤 사용 등으로 요약된다.[72] 즉, 당 대신 케톤을 활용하게 되면서 체내 지방은 감소하기 시작하고, 인슐린 기능은 회복할 시간을 갖게 되는 것이다.[73] 인슐린 기능이 회복되면, 고혈압, 고지혈증 등도 개선되는 것을 기대할 수 있다. 이 외에도 간헐적 단식으로 인한 신경 회복 촉진, 인지기능 개선과 같은 부가적 효과들이 보고되었다.[74]

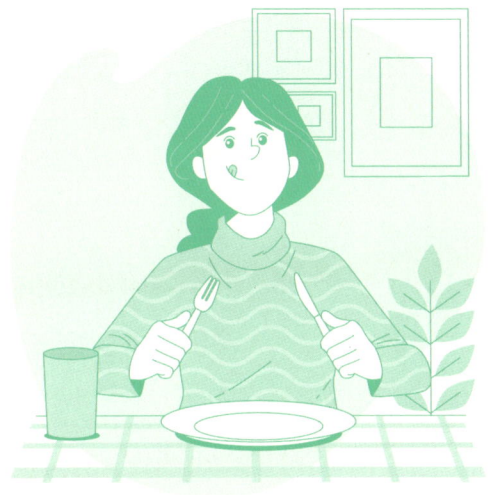

---

72. P. Puchalska, & P. A. Crawford. (2017). Multi-Dimensional Roles of Ketone Bodies in Fuel Metabolism, Signaling, and Therapeutics. *Cell Metabolism 25*, 262–284.
73. V. D. Longo. & M. P. Mattson. (2014). Fasting: Molecular Mechanisms and Clinical Applications. *Cell Metabolism 19*, 181–192.
74. M. C. L. Phillips. (2019). Fasting as a Therapy in Neurological Disease. *Nutrients 11*(10), 2501.

간헐적 단식에 장점만 있는 것은 아니다. Phillips(2019)에 따르면, 간헐적 단식 기간이 지나치게 길어질 경우 부종, 장 폐색, 저칼륨혈증, 신장 결석, 부정맥 등의 발병 위험이 높아졌다. 역설적으로 인슐린 저항성이 높아지는 '기아 당뇨'라는 새로운 질환도 보고되었다. 저혈당과 저인슐린 상태가 너무 오래 지속되다 보니 골격근에서 혈당 소비를 하지 못하도록 인슐린 저항성이 증가하는 것이었다. (물론 일반적인 수준의 간헐적 단식으로 기아 당뇨가 생기기는 어렵다.)

단식으로 인한 소화장애 가능성도 무시할 수 없다. Jafari et al.(2021)은 라마단 기간[75] 동안 100명의 무슬림을 대상으로 신체 상태와 소화 및 대변에 대한 설문을 작성하도록 하여 관찰 연구를 진행했다. (어차피 단식을 하는 사람들을 관찰하기만 하면 되는 것이니 누이 좋고 매부 좋은 연구로 보인다.)

그 결과, 간헐적 단식 중인 무슬림들 사이에서 일반적인 소화불량은 줄어들었지만, 설사, 메스꺼움, 복통과 같은 증상들은 오히려 증가했으며, 변비는 그대로였다. 그리고 또 다른 연구에서는 단식 기간 동안 변비도 심해지는 경향이 나타났다.[76]

---

75. 무슬림이 하루에 12~18시간 동안 단식하는 종교적 기간. 보통 새벽부터 황혼까지 금식, 금주, 금연을 하며, 이 시간 전후로 식사를 한다.
76. A. H. Keshteli, S. Sadeghpour, A. Feizi, P. Boyce, & P. Adibi. (2017). Evaluation of self-perceived changes in gastrointestinal symptoms during Ramadan fasting. *Journal of Religion and Health 56*(5), 1620-1627.

이와 같은 소화기능 관련 부작용을 고려해 본다면, 간헐적 단식도 무턱대고 진행할 수 있는 방법은 아니다. 단식 후 복통과 설사, 혹은 변비가 생기지는 않는지 관찰하면서 자신에게 적합한 기준을 세울 필요가 있다. 단식 전후로 죽 등을 섭취하여 부작용을 완화하는 등의 노력도 요구된다. 당장 느낄 수 있는 몸의 변화나 소화계통 문제가 발견되지 않더라도 무작정 수일 이상 단식 기간을 늘리는 것은 건강을 악화시킬 수 있으니 특히 주의해야 한다.

간단하고 보편적인 기준을 세워 보자면, 현재의 소화불량 해결을 위해서, 그리고 정상적인 신체 리듬 회복을 위해서 12~24시간 정도로 (몸에 부담을 주지 않는 선에서) 시간을 정해 두고 단식을 시행하는 것이 좋을 것이다. 일단 변비가 생긴다거나, 일상생활에 지장이 생긴다면 조정 혹은 중단이 필요한 시점이다.

> [2-(2) 내용 요약]
> ○ 간헐적 단식은 소화장애, 변비 등을 야기할 수 있으므로, 정해진 시간 계획을 세워서 진행해야 한다. 극단적인 단식은 기아 당뇨를 유발할 수 있다.
> ○ 간헐적 단식을 하면서도 수면, 소화장애 여부, 변비 유무를 늘 체크해야 한다.

(3) 육식 다이어트가 정답일까?

 식단에서 탄수화물을 거의 배제하고 육류 비중을 극단적으로 늘린 육식 다이어트(Carnivore Diet)는 현재까지 '저탄고지 다이어트'와 같은 새로운 이름으로 많은 인기를 끌고 있다. 90년대에 조명을 받았던 황제 다이어트가 '몸짱 다이어트' 등과 결합하여 더 광범위하게 유행하게 된 것 같기도 하다.

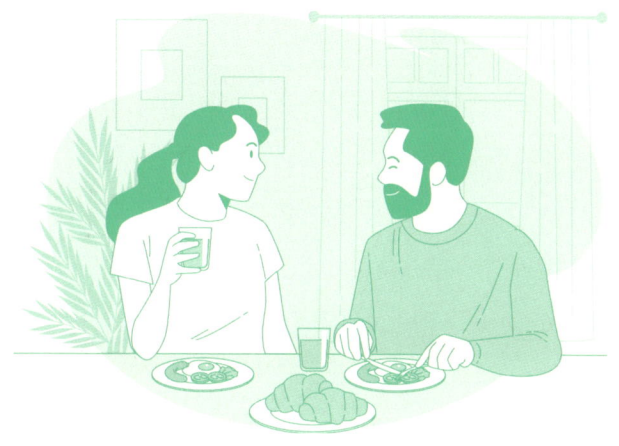

 인간의 오랜 진화 역사 과정에서 작물(곡식) 재배 기간이 그리 길지 않고, 그보다 훨씬 오랜 기간 수렵생활을 했던 인간의 주식이 육류였다는 진화생물학적 관점도 존재하니, 이론적 배경도 꽤나 탄탄해 보인다. 실제로 많은 연구에서 건강에 대한 육식 다이어트의 다양한 이점을 제시했다.

Lennerz et al.(2021)[77]은 (대부분) 건강을 위해 육식 다이어트를 시작한 2,029명의 사람들(평균 연령 44세, 67% 남성)을 14개월간 추적하여 신체 변화를 평가했다. 그 결과, 참가자들의 95%가 건강이 전반적으로 개선되었다고 응답했고, 이들의 평균 BMI(kg/m^2)는 27.2에서 24.3으로 낮아졌으며, 당화혈색소 및 혈당 수치가 떨어지는 등 당뇨병이 개선되었다. 근골격계 질환, 피부 질환, 소화장애와 같은 부작용 발생률은 1~5.5% 수준이었고, 혈액검사 결과 중대체로 LDL 콜레스테롤 수치만 상승된 것이 확인되었다.

이와 같이 긍정적인 결과가 나타난 데에는 앞서 언급했던 케토시스가 크게 작용했을 것이다. 당 대신 지방에 기원한 케톤을 에너지원으로 사용하기 시작하면서 인슐린 감수성이 회복되고, 대사증후군도 따라서 개선이 된 것이다. 각종 미디어들을 통해 보도되었던 육식 다이어트의 긍정적인 효과와 일맥상통하는 결과다.

그렇다면 육식 다이어트에는 이점만이 존재할까? 과연 고기가 전 인류 건강을 책임질 대안일까? 당연히 그렇지는 않다. 당장 위의 연구에서도 혈액검사 결과 'LDL 콜레스테롤 상승'이 눈에 띈다. LDL 콜레스테롤(Low Density Lipoprotein Cholesterol)은 혈관 벽에 침착되어 동맥경화와 같은 심혈관 질환 위험을 높이기 때문에 소위 '나쁜 콜레스테롤'로 유명하다.

---

77. B. S. Lennerz, J. T. Mey, O. H. Henn, & D. S. Ludwig. (2021). Behavioral Characteristics and Self-Reported Health Status among 2029 Adults Consuming a "Carnivore Diet". *Current Developments in Nutrition* 5(12).

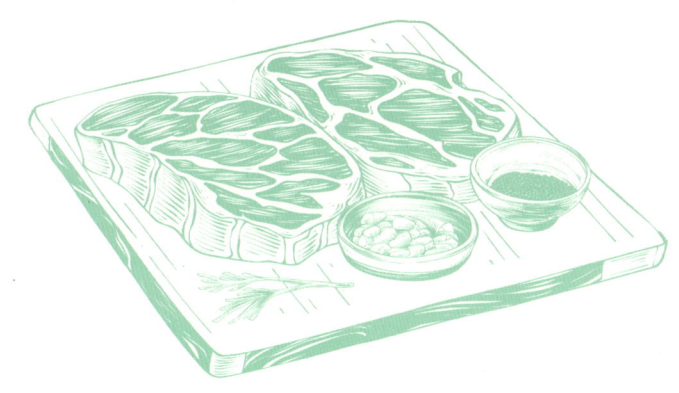

　육식의 위험성을 본격적으로 다룬 연구가 있다. Libera et al.(2021)[78]은 육식이 암, 제2형 당뇨, 각종 질환의 치명률, 난임, 비만, 대장염 등에 미치는 영향을 규명하기 위해 기존 연구 결과들을 분석했다. 육식의 부작용에 대한 연구가 예전에는 많지 않았는데, 2015년 IARC(International Agency for Research on Cancer)[79]가 가공육을 Class 1 발암물질로, 적색육(Red Meat)을 Class 2A 발암물질로 지정[80]하고 나서부터 육류 섭취 부작용에 대한 논문이 급증했다.[81]

　적색육에서 문제를 일으키는 것은 헴(Heme) 철분이었다. 체내에

---
78. J. Libera, K. Iłowiecka, & D. Stasiak. (2021). Consumption of processed red meat and its impact on human health: A review. *International Journal of Food Science and Technology 56*, 6115–6123.
79. WHO의 암 담당 부서
80. Class 뒤 숫자가 낮아질수록 발암 유발 가능성 증가
81. Justyna Libera et al.(2021).

서 유전자 변형을 유발하고, 발암물질 생성을 촉진했던 것이다.[82] 고기가 가열될 때 생성되는 헤테로고리방향족아민, 다환 방향족탄화수소와 같은 물질들과 그 파생물들, 염지 과정에서 생성되는 N-니트로소화합물과 같은 성분들도 문제의 원인이었다.[83]

육류의 섭취는 위의 물질들에 의한 작용과 콜레스테롤 상승 작용 등을 통해 심혈관계 질환과 뇌졸중의 위험을 높였으며,[84] 대부분의 질환 치명률(사망 발생률)을 상승시켰다.[85]

위에서 언급한 Lennerz et al.(2021)의 연구에서 육식이 다이어트와 대사증후군 등에 도움이 되었던 것과 달리 Libera et al.(2021)의 논문에서는 육식이 비만 발생률을 상승시킨다는 연구 결과들이 소개되어 있다. 하지만 다른 식이(탄수화물 등)가 통제되지 않은 상태에서 가공육 등을 섭취한 영향을 따진 것들이므로 넘어

---

82. C. Kruger, & Y. Zhou. (2018). Red meat and colon cancer: A review of mechanistic evidence for heme in the context of risk assessment methodology. *Food and Chemical Toxicology 118*, 131-153.
83. J. L. Domingo. (2019). Intake of red and processed meat on the incidence of cancer: Are the risks really relevant?. *Food and Chemical Toxicology 134*, 110884.
84. G. C. B. S. Medeiros, K. P. M. Azevedo, G. X. B. Mesquita, S. C. V. C. Lima, D. F. D. O. Silva, I. D. S. F. Pimenta, A. K. D. S. Gonçalves, C. D. O. Lyra, & G. Piuvezam. (2019). Red meat consumption, risk of incidence of cardiovascular disease and cardiovascular mortality, and the dose-response effect: Protocol for a systematic review and meta-analysis of longitudinal cohort studies. *Medicine 98*, e17271.
85. S. Lukas, S. Carolina, H. Georg, L. Anna-Maria, K. Sven, I. Khalid, B. Angela, S. Sabrina, & B. Heiner. (2017). Food groups and risk of all-cause mortality: a systematic review and meta-analysis of prospective studies. *The American Journal of Clinical Nutrition 105*, 1462-1473.

가도록 하겠다.

이 외에 가공육 섭취가 비알코올성 지방간[86]과 난임(정자 수 감소)[87] 발병률을 높인다는 연구 결과가 있었고, 육류 섭취가 크론병, 궤양성 대장염과 같은 염증성 장 질환과 관계가 있다는 보고도 있었다.[88] 그리고 마지막으로 적색육 섭취가 암, 그중에서도 특히 대장암의 발병 가능성을 높인다는 연구 결과[89]가 이미 유명하다.

인간은 한 가지 영양소만 섭취하도록 설계되지 않았다. 생리학적으로 지나친 단백질 섭취는 신장 기능을 떨어뜨릴 수 있고[90], 과도한 탄수화물 섭취는 간에 부담(지방간)을 준다. 지나친 지방의 섭취

---

86. S. P. Moosavian, A. Arab, & Z. Paknahad. (2020). The effect of a Mediterranean diet on metabolic parameters in patients with non-alcoholic fatty liver disease: A systematic review of randomized controlled trials. *Clinical nutrition ESPEN 35*, 40-46.
87. M. C. Afeiche, A. J. Gaskins, P. L. Williams, T. L. Toth, D. L. Wright, C. Tanrikut, R. Hauser, & J. E. Chavarro. (2014). Processed meat intake is unfavorably and fish intake favorably associated with semen quality indicators among men attending a fertility clinic. *The Journal of Nutrition 144*, 1091-1098.
88. J. Ge, T. J. Han, J. Liu, J. S. Li, X. H. Zhang, Y. Wang, Q. Y. Li, Q. Zhu, & C. M. Yang. (2015). Meat intake and risk of inflammatory bowel disease: A meta-analysis. *Turkish Journal of Gastroenterology 26*, 492-497.
89. N. Abu-Ghazaleh, W. J. Chua, & V. Gopalan. (2021). Intestinal microbiota and its association with colon cancer and red/processed meat consumption. *Journal of Gastroenterology and Hepatology 36*, 75-88.
90. G. Ko, C. M. Rhee, K. Kalantar-Zadeh, & S. Joshi. (2020). The Effects of High-Protein Diets on Kidney Health and Longevity. *Journal of the American Society of Nephrology 31*(8), 1667-1679.

는 혈중 콜레스테롤을 상승시켜 심혈관 질환 발병률을 높인다는 사실을 이미 위에서 언급했다.

적색육 및 가공육 과다 섭취로 인한 부작용

- A. 비알코올성 지방간 발병 위험
- B. 난임 위험 증가
- C. 염증성 장 질환 위험 증가
- D. 대장암 등 암 발병률 증가

각 영양소의 필요성과 과도한 섭취 시 발생할 수 있는 문제점을 인지한 상태에서 규칙적이고 균형 잡힌 식단을 지속하면서 적절한 운동을 시행했을 때만이 건강한 다이어트가 가능해질 것이다.

[2-(3) 내용 요약]

○ 과거 농경사회보다 에너지 소비량이 많지 않은 현대인의 식단에서 탄수화물의 비중을 줄일 필요가 있지만, 극단적인 단백질 비중 확대는 각종 부작용을 야기할 수 있다.
○ 지나친 육식은 심혈관계 질환 발병률을 높인다.
○ 오랜 기간 적색육과 가공육의 과다한 섭취가 지속되면 각종 암, 그중에서도 특히 대장암의 발병률이 상승한다.

(4) 채식 다이어트 체크

원 푸드(One Food) 다이어트에 대해서는 굳이 생각해 볼 필요가 없다. 육식 다이어트의 허와 실을 따져 보면서 한 가지 음식(영양소)을 고집하면 나타날 수 있는 문제점을 이미 지적했다.

이제 마지막으로 점검할 다이어트 방법은 채식이다. 채식처럼 말도 많고 탈도 많은 다이어트 방법이 또 없을 것 같다. 아마도 급진적인 채식주의자들과 환경운동가들 때문일 것이다. 육류 섭취의 잔인성, 가축을 기르는 과정에서 생기는 환경 피해 등을 근거로 육류 섭취 금지, 살생 금지 등을 주장해 왔으니까.

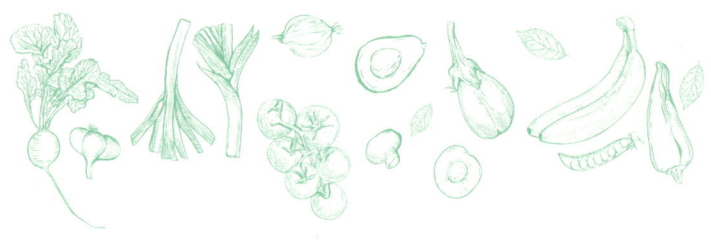

하지만 '채식'만 생각해 본다면, 이보다 장점만 가득하고, 해로울 게 없는 식이가 있을까 싶다. 단백질과 같은 다른 영양소 섭취를 제한하지 않는다는 전제하에 말이다.

채식의 장점을 설명하기 위해 필요한 것은 (이번에도 또) 장내 세균총이다. 앞서 변비와 비만에서 공통적으로 나타나는 장내 세균총 변화(Firmicutes균 증가) 등을 이야기했었고, 인지기능, 정서에까지 두루 영향을 끼치는 장내 세균총의 역할도 강조했었다. 이 장내 세균총을 건강한 비율로 안정화시키는 것이 바로 채소에 함유되어 있는 풍부한 섬유질이다.

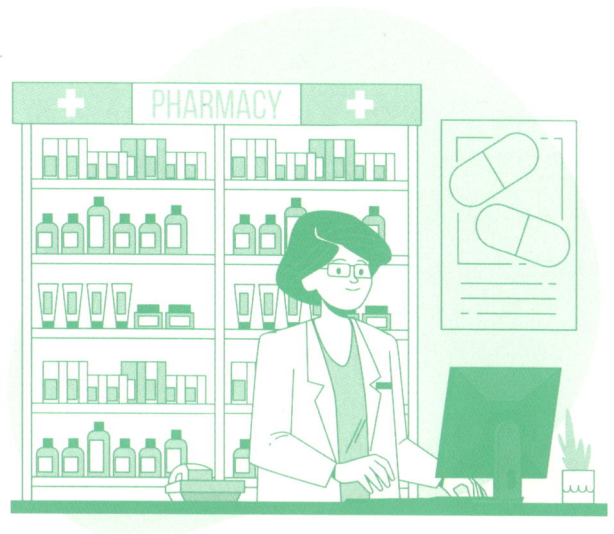

이를 간단히 확인할 수 있는 연구가 있다. Ng et al.(2019)[91]에 따르면, 우리가 항생제를 복용했을 때 정상상태를 유지하고 있던 장내 세균총의 비율이 일시적으로 깨지게 된다. 세균의 감염을 막기

---

91. K. M. Ng, A. Aranda-Díaz, C. Tropini, M. R. Frankel, W. V. Treuren, C. T. O'Loughlin, B. D. Merrill, F. B. Yu, K. M. Pruss, R. A. Oliveira, S. K. Higginbottom, N. F. Neff, M. A. Fischbach, K. B. Xavier, J. L. Sonnenburg, & K. C. Huang. (2019). Recovery of the Gut Microbiota after Antibiotics Depends on Host Diet, Community Context, and Environmental Reservoirs. *Cell Host & Microbe 26*, 650–665.

위한 항생제가 장내 세균까지 죽이기 때문이다. 이후 대개는 자연히 장내 세균총의 비율이 원래대로 회복이 되는데, 이 과정이 잘 일어나지 않게 될 때가 있다. 바로 섬유질(채소) 섭취가 부족했을 때다. 채식 대신 육식이나 가공식품 위주의 식사를 지속하게 되면, 장내 세균총이 원 상태로 회복되지 못해 오랫동안 알레르기나 피부 질환에 시달리게 될 수 있다.[92]

과거에는 만성 신부전 환자에게 채식이 해로울 수 있다는 이론이 주류를 이뤘었다. 칼륨이 풍부한 채소가 고칼륨혈증을 유발하여 신장 기능을 악화시킬 수 있다는 게 이유였다. 하지만 이런 주류 학설마저 완전히 뒤집어졌다.

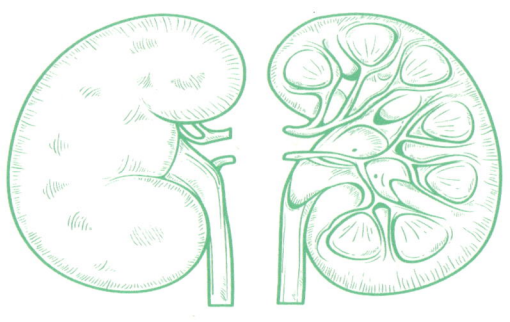

Snauwaert et al.(2023)[93]에 따르면, 224명의 신장 투석 환자를

---

92. Q. Zhang, L. Cheng, J. Wang, M. Hao, & H. Che. (2021). Antibiotic-Induced Gut Microbiota Dysbiosis Damages the Intestinal Barrier, Increasing Food Allergy in Adult Mice. *Nutrients 13*(10), 3315.
93. E. Snauwaert, F. Paglialonga, J. V. Walle, M. Wan, A. Desloovere, N. Polderman, J. Renken-Terhaerdt, V. Shaw, & R. Shroff. (2023).

대상으로 한 실험에서 칼륨 섭취량에 따른 혈액 변화는 미미한 수준(2%)이었다. 섬유질(채소)의 섭취, 칼륨의 섭취 모두 혈중 칼륨 농도와 관련이 없었던 것이다. 더군다나 매일 섭취하는 칼륨의 출처는 대부분 채소가 아니라 육류나 가공식품이었다.

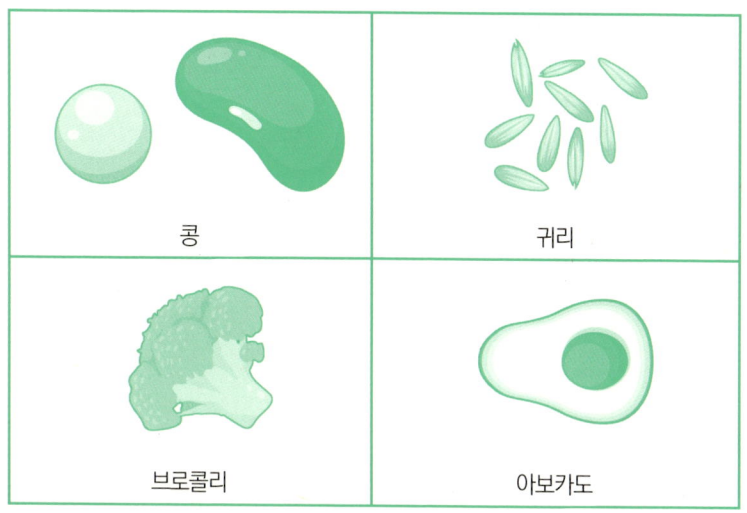

채소나 과일 등을 섭취할 경우, 오히려 함께 소화되는 과당과 알칼리, 풍부한 섬유질로 인해 활성화된 장운동이 칼륨 흡수를 막고, 혈중 칼륨 농도를 감소시키는 효과가 있었다. 결국 만성 신장질환 환자에게도 채소 위주 식단이 이롭다는 사실이 드러난 것이다. (저자들은 아주 어린 환자를 대상으로 한 연구가 부족하기 때문에 소아 환자의 경우 주의가 필요하다고 밝히고 있다.)

The benefits of dietary fiber: the gastrointestinal tract and beyond. *Pediatric Nephrology 38*, 2929-2938.

Snauwaert et al.(2023)은 이 외에도 채소 속 풍부한 섬유질이 장내 수분을 유지하고, 변의 박테리아와 질소 배출을 용이하게 하며, 대변의 부피를 증가시켜 변비를 개선한다는 점 등 다양한 채식의 이점을 소개하고 있다. 짧은사슬지방산의 생성이 촉진되어 장벽이 강화되고 산화적 스트레스와 염증, 독성 물질 생성이 억제되는 것, 장내 세균총이 건강하게 유지되어 비만 발생 가능성이 낮아지고 심혈관 질환 위험이 완화되는 것도 섬유질 섭취로 인해 나타날 수 있는 긍정적 변화다.

이와 같은 내용들을 종합해 보면, 아무리 강조해도 지나치지 않은 게 채식이라는 생각이 든다. 채소의 섬유질은 건강한 장내 세균총 유지를 위해서도, 육류 섭취 등으로 인한 부작용을 완화하기 위해서도 필수적이다.

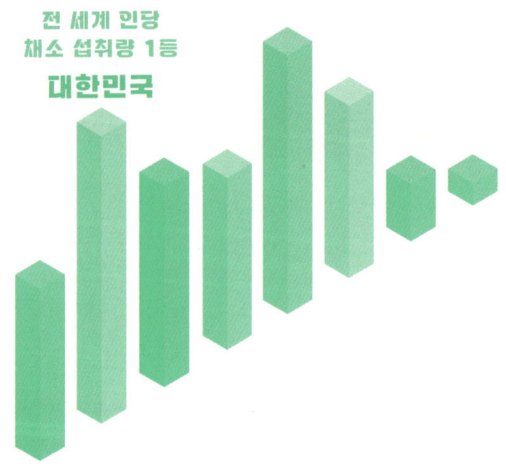

앞서 국가별 비만율을 언급하면서, 신체상에 대한 압박감이 심하지 않은데도 비만율이 높지 않은 대한민국 통계 결과를 소개했었다. 스스로를 뚱뚱하다고 여기게 될 가능성이 높은 일본에 비해서도 대한민국의 평균 BMI가 낮았다. 어쩌면 오래전부터 계절별로 풍부하게 섭취해 온 나물, 겨울에도 빠지지 않고 밥상에 올라온 김치와 같은 식단이 한국인의 장내 세균총을 건강하게 유지시켜 주고, 비만 발생을 막아 줬던 것은 아닐까, 생각을 해 본다. 실제로 2023년 OECD iLibrary에서 발표한 자료[94]에 따르면 인당 일일 채소 섭취량이 가장 많은 국가가 한국이었다.

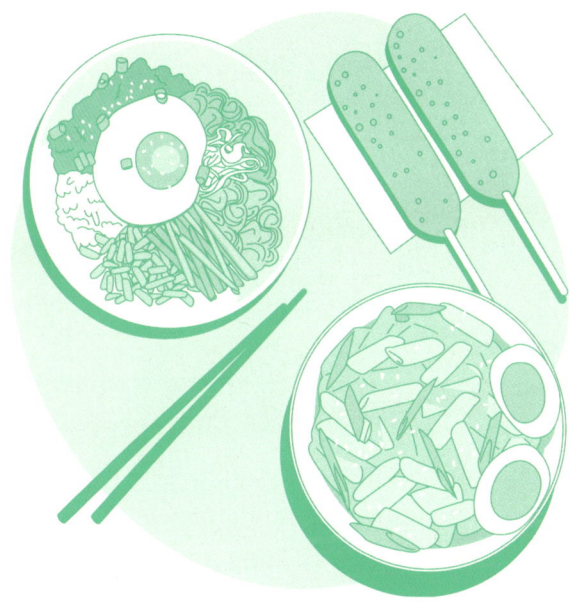

---

94. OECD. (2023), "Diet and physical activity", in *Health at a Glance 2023: OECD Indicators*, OECD Publishing, Paris.

장점만 가득하고, 해로울 것 하나 없는 게 채식이라도, 채식만 고집하는 극단적인 식단은 건강을 망칠 수 있다. 이미 여러 번 강조한 내용이다. 대표적으로 육류에 기원하는 콜레스테롤 같은 경우, 넘치면 심혈관 질환의 위험을 높이지만, 부족하면 면역 기능에 이상을 초래한다. 비타민B12도 채소만으로는 얻기 힘든 대표적 영양소에 해당한다.

앞서 이야기했듯 건강을 유지하기 위해서는 여러 가지 음식의 장단을 인지하고, 균형을 찾아 나가는 것이 유일한 정답이다. 복잡하게 생각하기 싫다면, 특정 식품에 의존하기보다 늘 골고루 식사를 하려 노력하는 편이 차라리 나을 것이다.

> [2-(4) 내용 요약]
> ○ 건강한 장내 세균총 유지를 위해 풍부한 섬유질 섭취는 필수적이다.
> ○ 과거에는 만성 신부전 환자에게 칼륨이 풍부한 채식이 좋지 않다는 것이 주류 학설이었지만, 최근 연구 결과 채식이 신장 질환에도 유익한 것으로 드러났다.
> ○ 채식만 고집하면 영양 부족에 시달릴 수 있다. 채소에서 얻을 수 없는 영양소가 존재하기 때문이다.

3.
한약 다이어트 효과와 주의사항

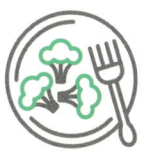

(1) 환원주의적 관점 VS 통합주의적 관점

한의학적 원리를 일반인에게 설명하는 것은 쉽지 않다. 한의학은 환원주의적 관점(Reductive Perspective)이 아니라 통합주의적 관점(Integrated Perspective)을 택하고 있고, 한의학적 용어들이 특정 대상을 지칭하기보다는 일종의 추상화 과정을 거친 프로그래밍 언어에 가깝기 때문이다.

여기서 환원주의적 관점이란, 어떤 현상이든 상위단계의 원인을 찾을 수 있다고 보는 관점이고, 통합주의적 관점은 원인과 결과가 항상 일방향으로 나타나지 않고 서로 영향을 주고받는다고 보는 관점이다.

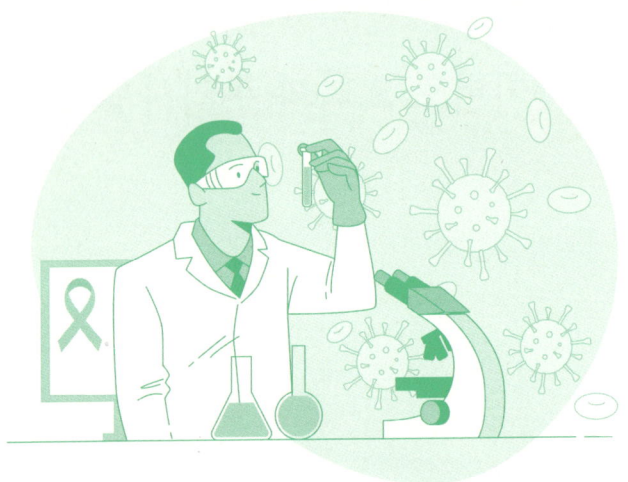

　가령, 감기에 걸렸을 때 환원주의적 관점에서는 바이러스라는 명확한 원인이 존재한다. 하지만 통합주의적 관점에서는 컨디션 난조로 인한 면역력 저하와 같은 원인들이 바이러스 감염이라는 원인과 상호작용한다.

　인체를 바라볼 때 환원주의적 관점에서는 모든 현상의 원인을 유전자 레벨에서 찾을 수 있다고 보지만, 통합주의적 관점에서 이것은 틀린 이야기다. 유전자 기능의 발현도 상위 단계인 단백질, 최상위 단계인 정신 기능 등에 의해 영향을 받는다.

　시스템생물학자 데니스 노블 박사의 주장에 따르면, 환원주의적 관점의 한계는 명확하다.[95] 유전자에 인체와 인체 기능에 대한 모든

---

95. Noble, Denis. *Music of Life: Biology Beyond Genes Paperback*. Oxford

정보가 담겨 있지 않다는 것, 똑같은 유전자를 지닌 세포가 속해 있는 조직에 따라 다르게 분화한다는 사실 등 인체에서 환원주의적 관점만으로 설명할 수 없는 현상들이 매우 많다.

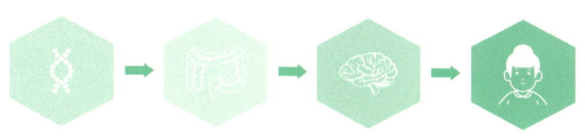

▲환원주의적 관점 VS 통합주의적 관점▼

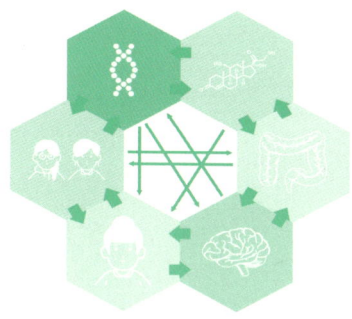

하지만 그럼에도 여전히 환원주의적 관점이 널리 받아들여지고, 활용되는 이유는 문제 해결을 위해 뛰어난 효율을 보여 줄 때가 많기 때문이다. 가령, 특정 원인균이 감염을 일으켜서 치명적인 손상을 야기한다면, 원인균을 제거하는 것이 가장 빠른 치료 방법일 것이다. (하지만 대다수의 질병에서 많은 원인들이 복합적으로 함께 작용하고 있다.)

University Press, USA, 2008.

또한, 통합주의적 관점은 대상을 너무 복잡하게 만드는 측면이 있다. 상호작용할 수 있는 요인들은 아주 많고, 이를 모두 파악한다는 것은 거의 불가능에 가깝다. 예를 들어 유전자 레벨에 영향을 미칠 수 있는 것은 단백질 레벨, 장기 레벨, 정서 및 인지기능 레벨 등 매우 많아지고, 이들 사이의 상호작용까지 고려한다면 경우의 수는 무궁무진하게 늘어난다.

이런 문제 때문에 통합주의적 관점이 아무리 현상을 있는 그대로 잘 표현한다 하더라도 보편적으로 받아들여지기 어렵다. 우리는 늘 어느 정도 고정되어 있는 세계를 원한다.

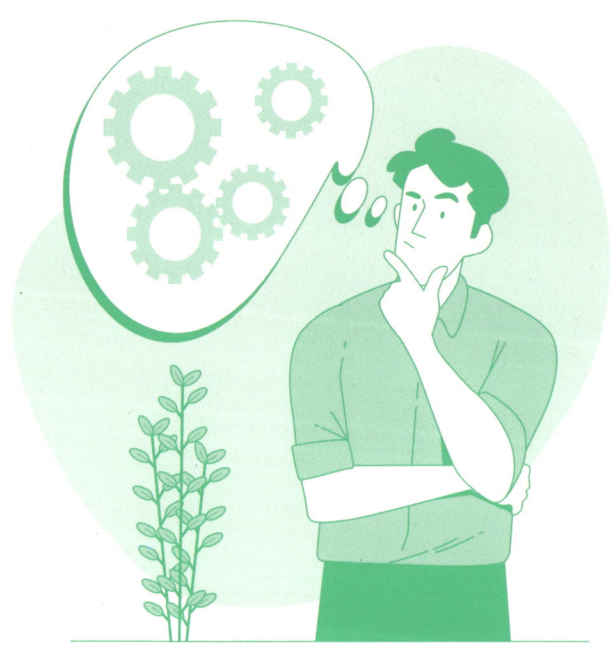

한의학 언어는 한도 끝도 없이 복잡다단해질 수 있는 통합주의적 관점을 여러 가지 방식으로 축약한 것들이라 볼 수 있다. 똑같은 증상이더라도 정서적 측면과의 상호작용에 중점을 둘 것인가, 에너지 대사와의 관계를 중요시할 것인가에 따라 진단과 치료적 접근이 달라질 수 있는 것이다.

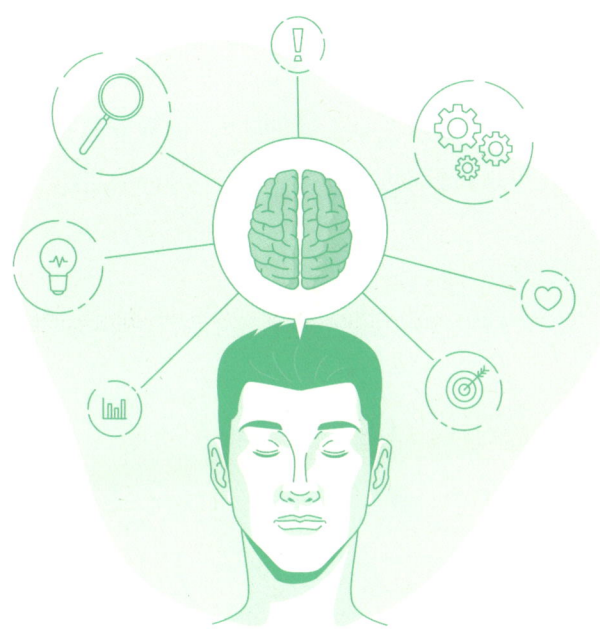

이제 '비만'에 대해 이야기해 보자면, 한의학적 관점에서 습(濕), 담음(痰飮), 어혈(瘀血), 위열(胃熱), 소갈(消渴) 등 다양한 한의학적 진단이 가능해진다. 한의학적 용어로는 이를 변증(辨證)이라 한다. 간단히 의미를 해석해 보자면, 습은 몸의 체액 순환 정체, 부종과 관련이 있다. 즉, 비만이라는 현상 자체에 초점이 맞춰져 있다. 어혈과 담음은 혈액순환, 심혈관계 기능과 관련이 있고, 비만에서 나타나는 기능적 변화에 중점을 둔 개념이다. 위열과 소갈 등은 당뇨와 대사증후군을 포괄하는 한의학적 진단명이다. 비만으로 진행되기까지 중간 단계의 원인에 집중한 것이다. (물론, 서양의학적 용어와 한의학적 개념이 서로 일대일 대응이 되지는 않는다.)

실제로도 그렇다. 지금까지 신체상과 장내 세균총, 인슐린 저항성과 식습관, 음주 등 체중 증가에 영향을 끼치는 다양한 레벨의 요인들을 점검했다. 체중에도 많은 원인들이 상호작용하고 있는 것을 알 수 있었다.

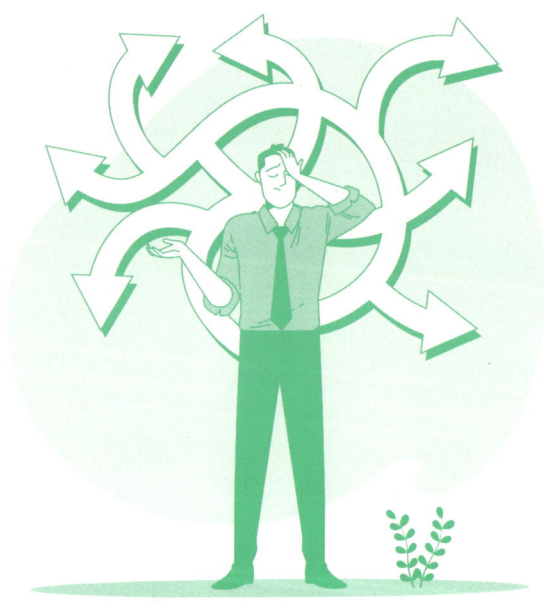

어떤 레벨의 원인과 작용에 초점을 맞추느냐에 따라 치료 방법이 달라질 수 있고, 모두 의미가 있을 수 있다. 이는 한의학의 장점이자 접근성을 떨어뜨리는 단점이기도 하다. 다이어트 한약의 원리를 설명하기 위해 이런 개념들을 모두 일반인들이 이해하기 쉽게 풀어놓는 것은 굉장히 어렵다.

따라서 다이어트를 위한 한약의 근거를 제시하기 위해서 통합주의적 관점이 아닌 환원주의적 관점(서양의학적 관점)을 택할 것이다. 그것이 받아들이는 입장에서도 훨씬 수월할 것이다. 한의학적 관점과 서양의학적 관점을 모두 연구하고 씨름하는 것은 한의사의 몫으로 남겨 두는 것이 좋을 것이다.

[3-(1) 내용 요약]
○ 환원주의적 관점이 어떤 현상이든 하나의 원인을 찾을 수 있다고 보는 관점이라면, 통합주의적 관점은 어떤 현상이든 상위 레벨과 하위 레벨의 다양한 요인들이 복합적으로 영향을 주고받는다고 보는 관점이다.
○ 서양의학은 주로 환원주의적 관점에 기반하고, 한의학은 통합주의적 관점을 채택하고 있다.

(2) 다이어트를 위한 한약재들

한약재들이 다이어트 효과를 일으키는 기전은 (환원주의적 관점에서) 크게 혈당 강하(인슐린 저항성 회복), 교감신경 항진(혈액순환 개선, 식욕 저하), 소화기능 개선, 변비 치료 등으로 구분할 수 있다.

혈당 강하 효과가 있는 약재는 대표적으로 의이인[96], 나복자[97], 복령[98], 택사[99] 등이 있다. 이 외에도 수없이 많다. 다이어트 한약을 처방한다고 할 때 떠오르는 약재들 몇 가지에 대한 연구 논문을 찾아본 것이다. 의이인과 복령, 택사에는 한의학적으로 습을 없애 주는, 즉, 이뇨 작용 등을 통해 부종 상태를 개선해 주는 효과가 있다. 나복자는 원래 혈압 강하 효과[100]로 더 유명했던 한약재이다.

---

96. M. Takahashi, C. Konno, & H. Hikino. (1986). Isolation and hypoglycemic activity of coixans A, B and C, glycans of Coix lachryma-jobi var. ma-yuen seeds. *Planta Medica 1*, 64-65.
97. R. O. Elnour, O. M. EzzEldin, A. A. Mariod, R. H. Ahmed, & A. S. Eltahir. (2022). Effect of Raphanus sativus on Glucose, Cholesterol and Triglycerides Levels in Glucose Loaded Rats. *Functional Foods in Health and Disease 12*(3), 134-141.
98. L. Liu, H. Li, H. Zheng, & Q. Chen. (2023). Study on the mechanism of Poria cocos extract on the regulation of blood sugar and intestinal flora structure in type 1 diabetic mice. *Northwest Pharmaceutical Journal 37*(6), 89-94.
99. M. W. Kim. (2003). Effects of a Butanol Fraction of Alisma canaliculatum and of Selenium on Blood Glucose Levels and Lipid Metabolism in Streptozotocin-Induced Diabetic Rats. *Nutritional Sciences 6*(2), 85-93.
100. Y. P. Zhu. *Chinese Materia Medica Chemistry, Pharmacology and Applications*. Harwood Academic Publishers, The Netherlands, 399-401. 1998.

의이인과 나복자는 알고 보면 매우 친숙한 약재다. 율무와 무의 씨(종자)의 다른 이름이기 때문이다. 사실 많은 한약재들이 우리 주변에서 흔히 볼 수 있는 음식의 연장선상에 있다. 한약을 복용하는 것이 몸에 부담을 줄 것이라는 오해는 한약 입장에서 억울할 만하다.

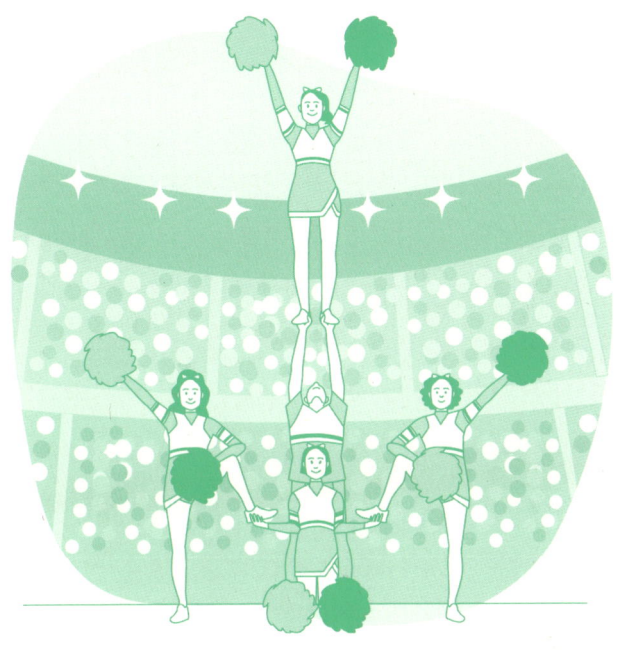

물론 이것들보다는 주의해야 할 사항이 더 많은 마황이라는 약재도 있다. 교감신경 항진, 혈액순환 개선, 식욕 저하 등의 효과 덕분에 다이어트 한약에 매우 자주 포함되는 한약재다. (마황이 들어가지 않은 다이어트 한약도 당연히 존재한다.) 마황의 주요 성분은 에페드린(Ephedrine)이다. 마황의 대표적인 효능과 부작용을 일으키는 것도 주로 이 성분이다.

마황(에페드린)의 부작용에 대해서는 다음 단원에서 따로 다룰 것이다. 효능만 잠시 살펴보자면, 먼저 심혈관계에 작용하여 심박동을 조절하는 기능, 관상동맥 혈관, 뇌, 및 근육에 분포하는 혈관을 이완시켜 혈액순환을 촉진하는 효과 등이 보고되었다.[101]

사실 다이어트에 더 직접적으로 도움이 되는 에페드린의 작용은 교감신경을 활성화하고, 부교감신경을 억제하는 것이다.[102] 혈압과 심박수가 오르게 되고, 식욕은 떨어지면서 에너지를 소비하는 방향으로 몸 상태가 바뀌는 것이다. 위에서 언급한 에페드린의 심혈관계에 대한 작용도 교감신경 항진으로 인한 것이다.

지각이라는 약재에 들어 있는 시네프린(Synephrine)도 에페드린과 구조가 유사하여 교감신경을 자극, 심박출량을 증가시키고, 식욕감퇴 등의 효과를 이끌어 낸다. 체열발생과 지방분해 작용은 체중감량에 도움이 되는 지각의 또 다른 기능들이다.[103] [104]

---

101. 한방약리학 교재편찬위원회. *한방약리학 273p.* 신일북스. 2010.
102. W. L. Chen, T. H. Tsai, C. C. H. Yang, & T. B. J. Kuo. (2010). Effects of ephedra on autonomic nervous modulation in healthy young adults. *Journal of Ethnopharmacology 130*(3), 563-568.
103. C. M. Colker, D. S. Kaiman, G. C. Torina, T. Perlis, & C. Street. (1999). Effects of Citrus aurantium Extract, Caffeine, and St. John's Wort on Body Fat Loss, Lipid Levels, and Mood States in Overweight Healthy Adults. *Current Therapeutic Research 60*(3), 145-153.
104. 한방약리학 교재편찬위원회. *한방약리학 635p.* 신일북스. 2010.

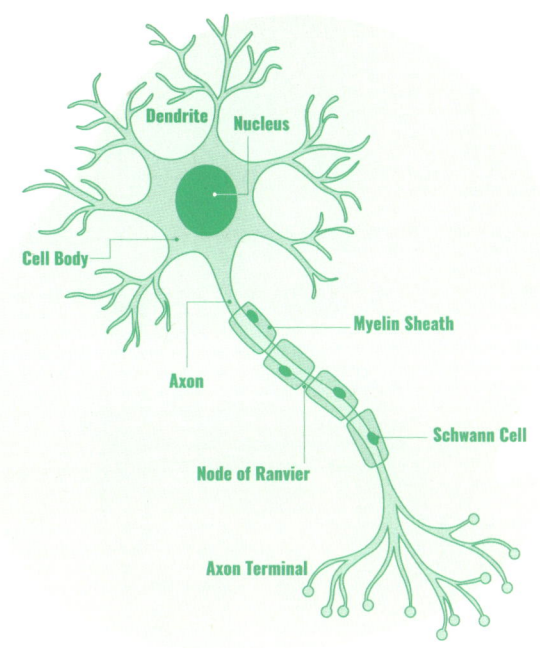

이 외에도 다른 경로로 심혈관계에 작용하여 혈압과 심박수를 올리는 한약재들이 있다. 대표적으로 부자는 나트륨 이온 채널에 작용하여 심근의 수축력을 높이는 약재다.[105] 하지만 부작용 위험이 크기 때문에 일반적으로 자주 활용되지는 않고, 다이어트 목적의 한약에는 더더욱 고려되지 않는 편이다.

다이어트 목적의 한약에 활용될 수 있는 한약재들을 몇 가지만 더 열거해 보자면, 변비 치료를 위한 대황, 망초, 석고, 과루인과 같은 약

---

105. F. Cheng, L. Hao, & M. W. Liu. (2022). Clinical effect of a temporary pacemaker on an electrical storm induced by severe acute aconitine poisoning. *World Academy of Sciences Journal 4*(7).

재들이 있고, 소화기능을 개선하는 백출, 창출, 반하, 건강도 있다.

이와 같이 약리학적 기전이 밝혀진 한약재들을 모두 합쳐서 복용하면 기대되는 효과를 전부 누릴 수 있을까? 당연히 그렇지 않다. 약리학적 효과들은 모두 통계 연구에 기초한 것들이다. 누군가에게는 기대되는 효과가 나타날 수도 있지만, 누군가에게는 그렇지 않을 수 있다.

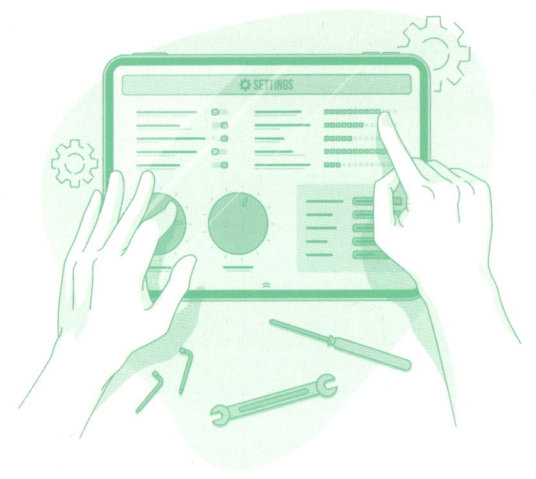

효과가 나타날 만한 사람을 구별하고, 부작용이 생길 수 있는 상황을 가려내고, 적합한 약재들을 취합하여 한약을 구성하는 방법을 제시하는 것이 곧 한의학이다. 그리고 한의학의 원리는 환원주의적 관점이 아닌 통합주의적 관점으로 만들어진 언어에 기반하고 있기 때문에 많은 전문성이 요구된다. 아직까지는 환원주의적 관점이 일반적이고, 주류를 형성하고 있기 때문이다.

[3-(2) 내용 요약]

○ 대부분의 한약재는 음식의 연장선상에 있다.

○ 한의학이 통합주의적 관점에 의해 만들어져 있기 때문에 환원주의적 관점에 익숙한 일반인에게 접근성이 다소 떨어진다.

○ 환원주의적 관점과 통합주의적 관점을 모두 연구하여 활용하는 것이 한의사의 역할이다.

(3) 에페드린(Ephedrine)

마황에 함유된 에페드린에만 따로 한 단원을 할애한 이유는 다이어트 한약에 대해 우려하는 사항들의 원인 대부분을 에페드린이 제공하고 있기 때문이다. 이는 반대로, 일반적인 다이어트 한약에서 마황 외에 특별히 주의해야 할 약재가 별로 없다는 의미이기도 하다.

에페드린의 주요 작용 기전은 이미 간단히 살펴봤었다. 교감신경을 자극하여 심박출량을 늘리고, 뇌와 근육으로 향하는 혈류를 증가시켜 혈액순환을 촉진하는 것이 에페드린의 기능이었다. 결과적으로 식욕이 떨어지고, 에너지 대사가 증가하여 체중 감량 효과를 기대할 수 있기 때문에 다이어트 한약에 자주 활용된다.

원래 마황의 주 용도가 체중 감량이었던 것은 아니다. 오래전부터 한의학에서 감기나 천식, 혈액순환 장애 치료 목적으로 두루 활용되어 왔다. 그리고 최근에는 코로나 바이러스 증식 억제 효과까지 보고되었다.[106] 한의학이 메인스트림(Main Stream)을 이루던 시기에 체중 감량을 위해 한약을 찾는 사람은 아마 거의 없었을 것이다.

아무튼 마황으로 인해 생길 수 있는 부작용은 교감신경을 자극하는 마황의 주 기능 때문에 생기는 양날의 검과 같다. 심장 박동 불

---

[106] M. Uema, M. Hyuga, K. Yonemitsu, S. Hyuga, Y. Amakura, N. Uchiyama, K. Mizoguchi, H. Odaguchi, & Y. Goda. (2023). Antiviral Effect of Ephedrine Alkaloids-Free Ephedra Herb Extract against SARS-CoV-2 In Vitro. *Microorganisms 11*, 534.

규칙, 혈압 상승이나 하강, 불면증, 불안, 과잉행동, 어지럼증과 같은 증상이 생길 수 있는 것이다. 배뇨 통증이나 떨림과 같은 이상 증상이 보고되기도 했다. 그리고 2003년, 볼티모어 오리올스(Baltimore Orioles)에서 투수로 활약했던 스티브 베클러(Steve Bechler)가 체중 감량 목적으로 에페드린을 복용하다가 사망하는 사건이 발생하자, 미국 정부에서는 에페드린의 일반 판매를 금지시켰다.[107]

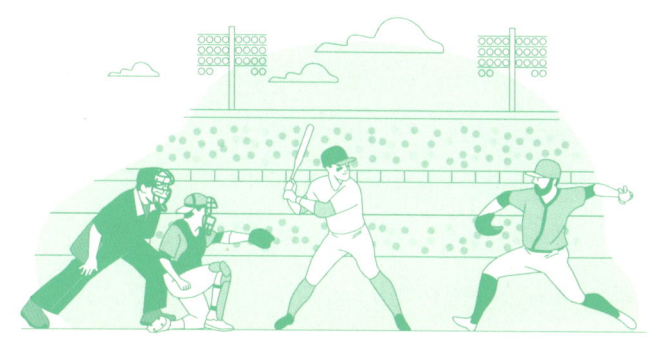

부작용 사례들만 모아 놓고 보면, 마황은 그 이름에서 풍기는 어감만큼이나 무시무시한 약재처럼 느껴진다. (마황의 한자는 삼과 누런색을 의미하는 麻黃으로 악마적인 것과는 관계가 없다.) 하지만 마황을 자주 활용하는 한의사 입장에서 봤을 때 이런 부작용 사례들은 국내 실정에 잘 부합하지 않는다. 연구 논문에서 제시하는 에페드린의 복용 용량 허용 기준이 일반적으로 마황이 들어간 한약을 처방할 때 용

---

107. R. M. Fleming. (2008). Safety of ephedra and related anorexic medications. *Expert Opinion on Drug Safety* 7(6), 749-759.

출되는 에페드린 용량에 비해 매우 높기 때문이다. (또한, 주요 부작용 사례들은 한의사의 진단 없이 임의로 에페드린을 복용한 결과다.)

Fleming(2008)의 연구에서 제시하는 마황의 (성인의) 1회 경구 복용 허용 기준은 25~50mg(3~4시간당)이다. 하루 3회 복용으로 가정하여 하루당 복용 기준으로 환산하면 75~150mg/day가 된다.

사상의학의 교과서라고 할 수 있는 『동의수세보원』에서 마황이 들어간 한약 중 처방 빈도가 높은 것들의 경우 마황의 하루 분량이 7.5~15g 정도다. (급성감염질환 치료 목적 한약은 22.5g이다.) 한약재를 물에 넣고 끓였을 때, 국내 유통되는 마황의 알칼로이드 양 1.3%(옴니허브㈜ 제공 기준)와 이 중 에페드린의 비율 약 75%를 곱하고, 전탕 시 물에 용출되는 유효성분 비율 약 90%를 다시 곱하면 [108], 하루당 약 65.8~131.7mg/day이라는 결과가 도출된다.

여기서 끝이 아니다. 에페드린만 복용했을 때보다 다른 한약재와 함께 에페드린을 복용했을 때 흡수율이 반 이상 감소한다는 연구 결과가 있다. Zheng(2013)[109]이 쥐를 대상으로 한 실험에서 에페드린만 복용했을 때, 마황만 복용했을 때, 마황과 기타 한약재(부자, 작약, 황기, 감초)를 함께 복용했을 때 에페드린의 생체이용률은 각각

---

108. 김호준, 한창호, 이의주, 송윤경, 신병철, & 김윤경. (2007). 비만치료 및 체중감량에서의 적절한 마황 사용에 대한 임상 진료지침 개발. 한방비만학회지 7(2), 27-37.
109. Z. Zheng. (2013). Pharmacokinetic studies of benzoylmesaconine and ephedrine in Wutou decoction. 河北医科大学, 中药学.

83.4%, 71.4%, 29.9%였다. 즉, 다른 한약재와 마황을 함께 복용했을 때 에페드린이 실제로 활성화되는 비율이 에페드린만 복용했을 때의 36%가 채 되지 않았던 것이다.

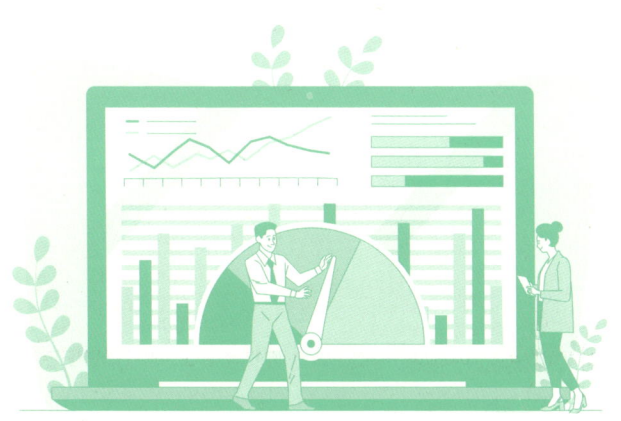

위에서 먼저 산출한 결과에 36%를 곱하면 약 24~48mg/day라는 결과가 나온다. 일반적으로 한약을 통해 흡수되는 에페드린이 에페드린 복용 안전 기준 용량(75~150mg/day)을 한참 밑돌게 되는 것이다. 마황 하루 처방 용량을 22.5g이나 24g(『동의보감』 및 『동의수세보원』에서 마황 함량이 가장 높은 처방 기준)으로 설정하여 계산해도 약 71~76mg/day라는 결괏값이 나온다. 다이어트 한약 복용 후 위에서 언급한 심각한 부작용을 기대하기는 어려운 이유다.

하지만 여전히 혈압의 변화, 수면장애와 같은 부작용 위험은 있기 때문에 한의사의 진단하에 적합한 처방 형태로 복용하는 것이 필수적이다. 또한, 다이어트 목적의 다이어트 환산제(丸散劑: 알약이나 가루약 형태 제제)는 환자의 현 상태보다 마황과 기타 한약재의 일반적인 효능에 따라 대량으로 제조되기도 하고, 마황의 함량이 더 높아질 가능성이 있으므로 주의가 필요하다. 평소 고혈압이나 수면장애가 있다거나 음식, 카페인 등에 과민 반응이 잘 나타난다면, 한의사에게 이를 꼭 알려야 한다.

탕약 제제의 장점은 환자의 체질이나 변비, 불면증, 소화불량 등의 증상을 고려하여 개인 맞춤 치료약을 처방할 수 있다는 것이다. 소화불량, 변비 등에 초점을 맞춘 후, 이에 다이어트 목적을 가미하여 한약을 구성할 수 있고, 수면장애 치료를 먼저 진행한 다음, 생활 리듬이 안정된 상태에서 다이어트 치료를 진행할 수도 있다.

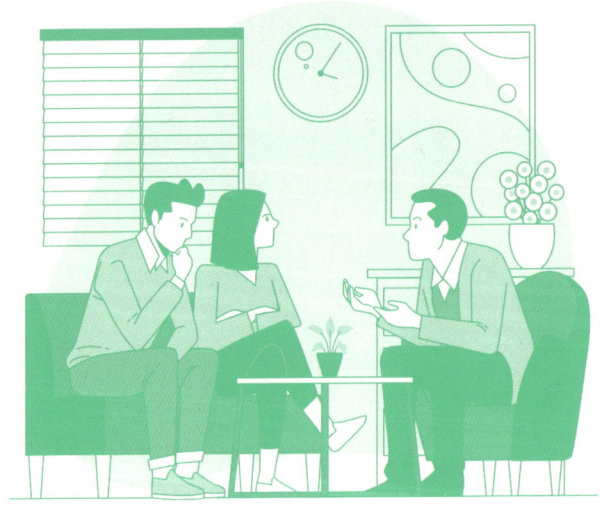

마황 복용 후 부작용이 심하다면, 사상의학과 같은 이론을 활용한 마황 없는 한약으로 다이어트를 진행할 수도 있다. 이때에는 부종을 완화하고 이뇨 작용을 돕는 택사나, 차전자, 복령이라든가 비위 기능을 돕는 백출, 창출과 같은 한약재들을 활용하여 마황과는 다른 방향으로 체중 감량을 도울 수 있다.

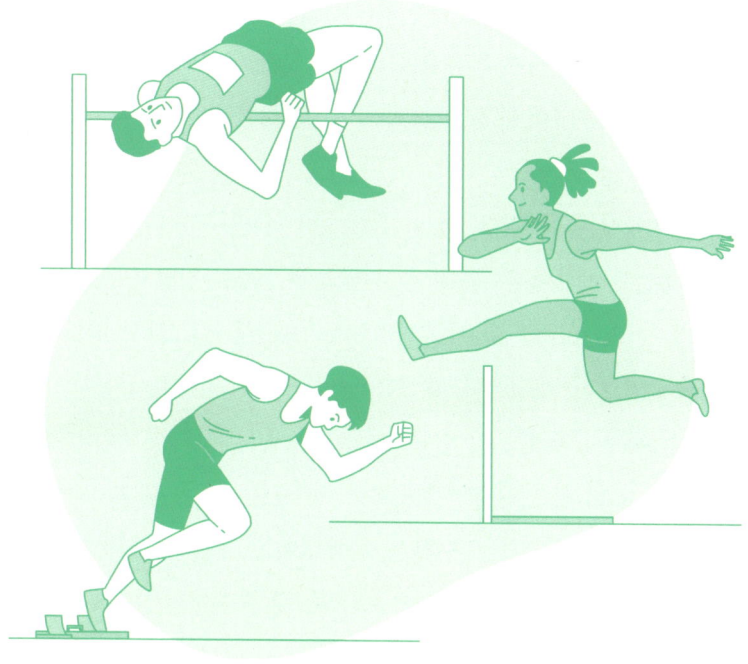

마황 복용으로 인한 부작용을 겪지 않더라도 마황 복용을 금해야 할 사람이 있다. 중요한 경기를 앞둔 운동선수다. 교감신경을 항진시키고 근육으로의 혈류를 증가시켜 운동 능력을 상승시키기 때문에 마황은 도핑 약재로 분류된다.[110] (다른 도핑 금지 약물인 마인이나 마전자, 보두는 국내에서 잘 사용하지 않는 약재다. 이 외의 주의 약재들은 비현실적인 용량의 한약을 섭취해야 도핑 테스트 기준을 초과하기 때문에 위험성이 매우 낮다.)

경기 중 마황 복용은 금지되어 있지만, 경기 기간 외에는 허용된다. 윤성중 등(2015)의 연구에 따르면, 마황을 단기간 복용했을 경우에는 3~4일, 장기간 복용했을 시 6~7일간 휴지기를 가지면 도핑 우려가 해소되니, 이를 참고하여 경기 준비를 하면 좋을 것이다.

임산부에게는 어떨까? Fleming(2008)의 연구에 의하면 에페드린은 임산부나 수유부 복용 금지 약물에 해당하지만, 국내에서는 다르다. 한약재 수급 및 유통관리규정(「보건복지부 고시 제2011-118」)에 따르면, 마황은 중독 우려 약재나 독성 약재로 분류되지 않는다. 위에서 언급했듯이 한약 경구 투여로 인한 에페드린의 실제 흡수율이 그리 높지 않고, 유즙으로 배출되는 양은 더 희소해지기 때문이다. (마황의 알칼로이드는 수용성이고, 지용성 성분에 비해 유선 세포를 통과하는 비율이 매우 낮다.[111])

---

110. 윤성중, 제정진, & 이훈. (2015). 2015년 한약의 도핑관리. *대한스포츠한의학회지* 15(1), 1-9.
111. J. L. McManaman, M. E. Reyland, & E. C. Thrower. (2006). Secretion and Fluid Transport Mechanisms in the Mammary Gland: Comparisons with the Exocrine Pancreas and the Salivary Gland. *Journal of Mammary Gland Biology and Neoplasia* 11, 249-268.

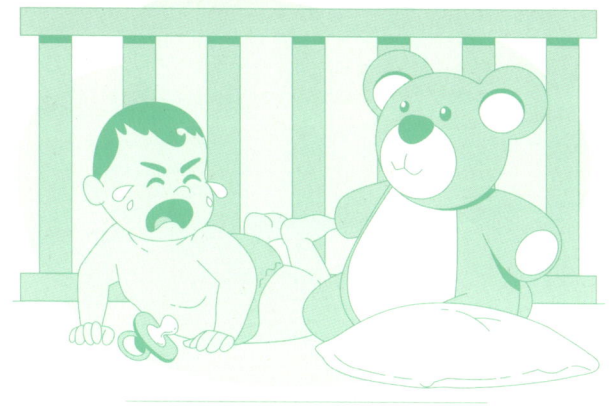

　하지만 에페드린은 여전히 아기에게 전달이 될 수 있고, 신생아의 기초대사량이 매우 적어 상대적으로 영향력이 커질 수 있다. 따라서 아기의 짜증이나 울음이 많아진다든가 평소와는 다른 행동을 보인다면 한의사의 상담을 받아 보는 것이 좋다.

> **[3-(3) 내용 요약]**
> ○ 에페드린은 각종 부작용으로 미국에서 일반 판매 금지 대상이지만, 국내에서는 한의사에 의해 한약 형태로 처방되기 때문에 안전한 편이다.
> ○ 에페드린의 체내 흡수 활성도는 다른 약재들과 함께 복용할 때 감소한다. 일반적으로 국내에서 한약을 통해 복용, 흡수되는 에페드린 수치가 에페드린 안전 기준에 비해 훨씬 낮다.
> ○ 마황은 한의사에게 진료 후 한약으로 복용할 수 있다.

(4) 글루타티온(Glutathione) 고갈

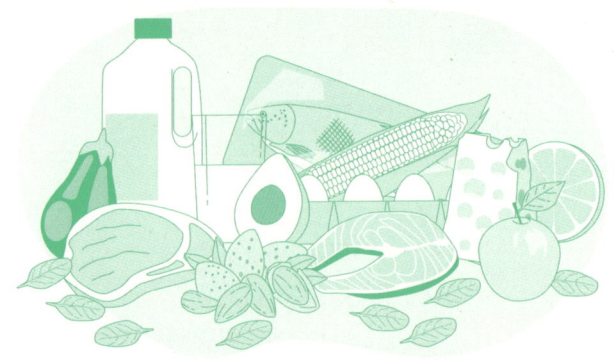

대부분의 한약재(율무, 마, 밤 등)가 식재료의 연장선상에 있지만, 이전까지 살펴본 마황을 비롯한 몇 가지 약재들은 한의사도 처방 시 주의를 기울이게 된다. 잘못 사용하거나 과도하게 사용할 경우 부작용이나 독성 위험이 생기기 때문이다.

Ma et al.(2014)[112]은 간독성을 지닌 약재들을 선별하여 제시했다. 이 중 국내에서 활용하는 약재들로는 애엽, 하수오, 창이자, 반하, 황금, 부자, 육두구, 시호, 대황, 택사 등이 있다. 한의사라면 오래전부터 용도와 용량을 늘 확인하는 약재들이기도 하다.

그런데 이런 약재들을 활용하여 한약을 처방하면 늘 간, 신장 등의 기능이 저하될까? 그렇지 않다. 지난 수년간 한약 처방 전후로

---

112. X. Ma, J. H. Peng, & Y. Y. Hu. (2014). Chinese Herbal Medicine-induced Liver Injury. *Journal of Clinical Translational Hepatology 2*, 170-175.

혈액검사를 시행하여 변화를 기록해 왔는데, 대부분의 케이스에서 위와 같은 약재가 포함되어 있었다고 하더라도 검사 결과, 간(GOT, GPT), 신장(Cr, BUN) 등의 수치가 개선되는 결과가 나타났다.

여기에는 몇 가지 이유를 생각해 볼 수 있다. 첫 번째는 우선 한의학 이론이 앞서 이야기했던 것처럼 통합주의적 관점에 따라 만들어져 있어서 간독성에 대한 환원주의적 연구 결과와 일대일 대응이 되지 않는다는 점이다. 각종 연구 논문에서 제시하는 한약재 독성의 근거는 대부분 개별 약재의 통계적 분석 결과에 기반하고 있다.

두 번째는 마황의 에페드린 사례에서 봤듯이, 한약재들을 한꺼번에 전탕하여 복용하게 되면 몸에 흡수되어 활성화되는 비율이 떨어진다는 사실이다. 개별 약재를 대상으로 한 실험 결과에 비해 한약 형태로 복용될 경우, 독성을 띨 수 있는 유효성분의 활성도도 크게 경감되었을 가능성이 높다.

세 번째는 각 약재들이 어떤 사람과 상황에 적합하고, 또 부적합한지를 가려내는 한의사의 역할이 개입되었다는 점이다. 수많은 약재들이 부작용보다는 치료 효과를 나타내도록 사용법을 제시하고, 발전시켜 온 것이 한의학이다. 한약재의 독성 연구 결과에는 대개 이런 한의학(한의사)의 역할이 빠져 있다.

이와 같은 이유들로, 적절한 한의학적 진단하에 환자의 현 상태에 맞는 적합한 한약을 처방했을 때 혈액검사 수치도 전반적으로 개선되는 효과가 나타났을 것이라 본다. 체질 진단이나 앞서 언급한 적이 있는 변증 과정의 오류가 확인되어 한약을 재처방했던 일부 사례들의 경우에는 혈액검사 수치도 악화되는 경향이 있었다.

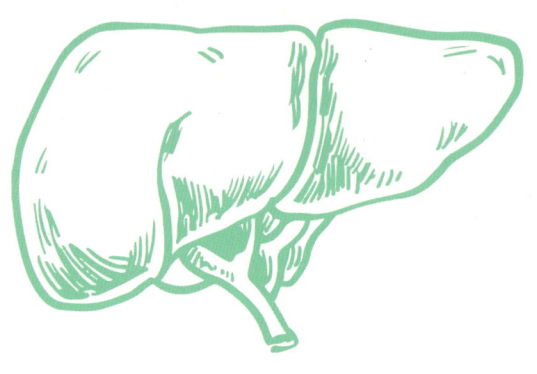

"혈당 지수(GI)가 높은 음식들, 뭐가 있을까요?"

혈당 지수(GI: Glycemic Index)란 음식을 섭취했을 때 혈당이 상승하는 속도를 0부터 100 사이로 나타낸 것입니다. 혈당 지수가 높은 음식을 섭취하면 혈당 상승이 빠르게 일어나기 때문에 자주 섭취할 경우 인슐린 저항성이 생길 가능성이 높아지므로 주의할 필요가 있습니다. 혈당 지수가 낮은 음식은 반대로 혈당 상승을 크게 일으키지 않아 인슐린 분비를 촉진하지 않으므로 장기적으로 대사증후군 및 체중 관리에 도움을 줄 수 있습니다.

전 세계에서 주기적으로 다양한 식품의 혈당 지수를 조사하고 발표해 왔습니다. 그중에서 2021년에 발표된 자료[113]를 한번 살펴봤습니다.

다양한 식품군 중에서 평균적으로 혈당 지수가 낮은 식품으로 눈에 띄는 것은 견과류(22)와 유제품(35)이었습니다.

평균 GI가 높은 식품들 중에서 눈에 띄는 것들로는 감자와 감자로 만든 식품(71), 각종 빵(64), 쌀(67) 등이 있었습니다. 그 외 GI가 높은 식품으로는 콜라(60), 수박(72), 콘플레이크 시리얼(79)[114] 등이 잘 알려져 있습니다. 조리 방법에 따라 GI도 달라질 수 있으니 참고하시면 좋겠습니다.

그런데 진단과 처방이 잘못되지 않았다는 확신이 드는데도 한약 복용 후 간수치가 오른 사례가 드물게 있었다. 이런 사례의 원인을 설명하기 위해서는 '글루타티온(Glutathione)'이라는 개념 설명이 필요하다.

글루타티온은 세 개의 아미노산으로 이루어진 물질로, 간에 특히 집중이 되어 있다. 글루타티온의 주요 역할은 ① 산화적 스트레스 방어(환원), ② 산화질소와 부산물을 포함하여 DNA 보호, ③ 유독

---

113. F. S. Atkinson, J. C. Brand-Miller, K. Foster-Powell, A. E. Buyken, & J. Goletzke. (2021). International tables of glycemic index and glycemic load values 2021: a systematic review. *The American Journal of Clinical Nutrition 114*, 1625-1632.
114. Z. Ashpari. (2023). *Healthy Cereal Brands for Diabetes*. healhline. https://www.healthline.com/health/diabetes-healthy-cereal-brands

성 물질의 중화에 직접적 관여 등이다. 즉, 간의 해독 작용에 큰 비중을 차지하는 물질로 이해할 수 있다.[115]

글루타티온(GSH)은 산화하여 글루타티온 이황화물(GSSH)이 되며, 글루타티온 이황화물은 특정 효소에 의해 다시 글루타티온으로 환원이 된다. 중요한 것은 글루타티온과 글루타티온 이황화물의 비율이다.

Vairetti 등(2021)의 연구에 따르면, 평소 건강한 상태에서 글루타티온(GSH):글루타티온 이황화물(GSSH) 비율은 100:1 정도이지만, 스트레스 상태(간 기능 저하 상태)에서는 10:1로 비율이 감소하고, 심한 경우 1:1까지 떨어지기도 한다. 즉, 글루타티온이 대부분 산화되어 고갈된 마지막 단계는 간의 해독 능력도 바닥을 드러낸 상태라고 이해할 수 있다.

글루타티온을 고갈시키는 원인들은 다양하다. 지방간, 간경변 등 간세포의 직접적 손상, 잦은 당 섭취로 유발된 인슐린 저항성[116], 단백질 섭취 부족, 항생제 및 기타 양약의 장기간 복용으로 인한 글루

---

115. M. Vairetti, L. G. D. Pasqua, M. Cagna, P. Richelmi, A. Ferrigno, & C. Berardo. (2021). Changes in Glutathione Content in Liver Diseases: An Update. *Antioxidants 10*, 364.
116. M. El-Hafidi, M. Franco, A. R. Ramírez, J. S. Sosa, J. A. P. Flores, O. L. Acosta, M. C. Salgado, & G. Cardoso-Saldaña. (2018). Glycine Increases Insulin Sensitivity and Glutathione Biosynthesis and Protects against Oxidative Stress in a Model of Sucrose-Induced Insulin Resistance. *Oxidative Medicine and Cellular Longevity 2018*, 2101562.

타티온 산화 반응 증가[117] 등이다.

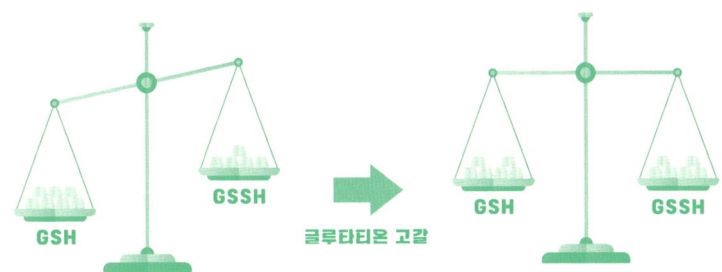

위와 같은 요인들에 노출되어 있다면, 한약 복용 전후로 혈액검사를 시행하여 간 기능을 체크하고, 생활습관 개선 노력을 함께 진행할 필요가 있다. 간의 해독 능력이 크게 감소하여, 조그만 자극에도 간 기능이 손상될 수 있기 때문이다.

과거 다이어트 목적의 한약을 처방한 이후 간수치(GOT, GPT)가 상승한 케이스가 있었다. 당시 환자분은 오랫동안 대사증후군 관리약(당뇨, 고지혈증 등)을 복용해 오신 상태였고, 아침마다 첫 끼 식사로 과일을 섭취하는 습관을 지속해 오시던 중이었다. 공복에 섭취하는 당은 혈당 스파이크를 일으키고, 인슐린 저항성을 증가시키기 때문에 피해야 할 식습관임을 앞서 강조했었다. 이렇게 오랜 시간

---

117. P. Rayaman, E. Rayaman, A. Cevikbas, R. Demirtunc, A. O. Sehirli, S. G. Alagoz, & U. S. Gurer. (2015). Effect of Antibiotics on Polymorphonuclear Leukocyte Functions and Myeloperoxidase Activity, Glutathione and Malondialdehyde Levels in Allergic Asthma. *Polish Journal of Microbiology 64*(1), 69-72.

간에 부담을 주는 생활을 이어 오신 상태에서 한약을 복용하셨으니, 쉽게 간수치가 올랐을 것이다. 글루타티온이 고갈된 상태에서는 한약이 아니라 특정 음식으로도 쉽게 간 기능이 망가질 수 있다.

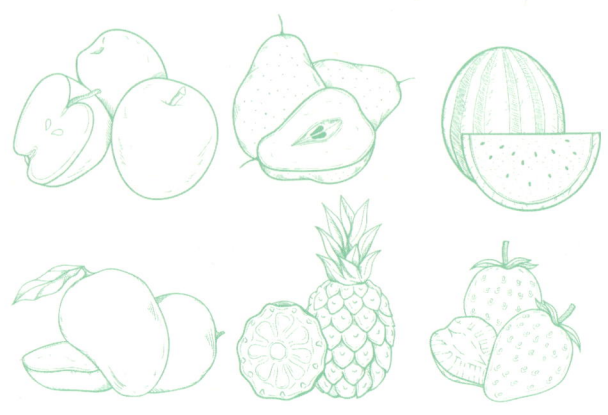

한약 복용뿐만 아니라 체중 감량을 위해서도 온전한 간 기능 유지와 글루타티온 보전은 중요하다. 인슐린 저항성과도 관련이 깊기 때문이다.[118][119] Guarino et al.(2002)의 연구 결과에 따르면, 글루타티온 고갈이 인슐린 저항성 증가를 야기했다. (자세한 기전은 생략한다.)

---

118. X. Chen, T. O. Scholl, & M. J. Leskiw. (2003). Association of Glutathione Peroxidase Activity with Insulin Resistance and Dietary Fat Intake during Normal Pregnancy. *The Journal of Clinical Endocrinology & Metabolism 88*(12), 5963–5968.
119. M. P. Guarino, R. A. Afonso, N. Raimundo, J. F. Raposo, & M. P. Macedo. (2002). Hepatic glutathione and nitric oxide are critical for hepatic insulin-sensitizing substance action. *American Physiological Society 284*, 588–594.

어떻게 하면 글루타티온 고갈을 방지하여 간 건강을 유지할 수 있을까?

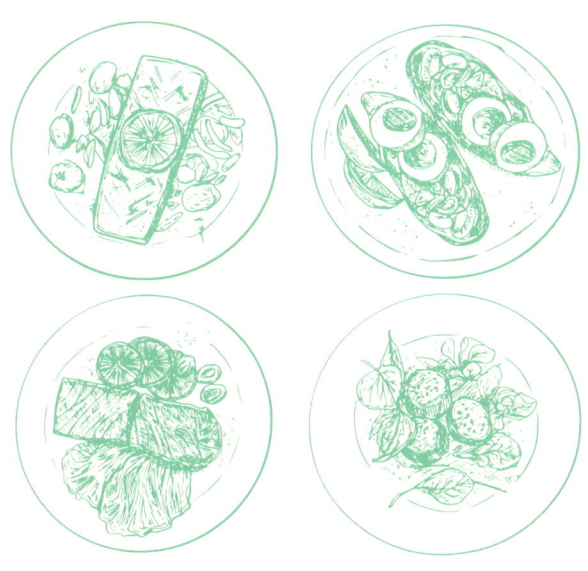

비교적 최근, 글루타티온의 중요성이 조명을 받으면서 글루타티온 건강기능식품이 유행했었다. 글루타티온이 소진되는 것을 막기 위해 글루타티온을 직접 섭취하자는 아이디어에 기초한 제품들이 출시되었던 것이다. 하지만 안타깝게도, 글루타티온을 직접 섭취하면 소화과정에서 분해되어 간 내 글루타티온에는 큰 영향을 주지 못한다는 것이 주류 학설이다.[120] (지방간 환자들을 대상으로 한 실험에

---

120. D. K. Sharma, & P. Sharma. (2022). Augmented Glutathione Absorption from Oral Mucosa and its Effect on Skin Pigmentation: A Clinical Review. *Clinical, Cosmetic and Investigational Dermatology*

서 글루타티온 경구 복용이 간 회복 효과를 이끌어 냈다는 논문 등, 글루타티온 복용의 이점을 주장하는 연구들도 존재하기는 한다.[121]

간 내 글루타티온을 충전하기 위한 보다 직접적이고 확실한 방법은 글루타티온의 재료가 되는 물질을 섭취하는 것이다. 글루타티온 생성을 위해 필요한 대표적 물질로는 시스테인(Cysteine)과 메티오닌(Methionine)이 있다. 둘 다 황함유아미노산의 일종이며, 단백질의 분해 산물이다.[122] 즉, 간 기능 회복을 위해, 다시 말해 글루타티온 확보를 위해서는 단백질을 많이 함유한 음식을 충분히 섭취해야 한다.

이런 음식들로는 뭐가 있을까? Nuru et al.(2018)[123]에 따르면, 메티오닌이 많이 함유되어 있는 대표적 음식으로 견과류, 소고기, 양고기, 치즈, 칠면조, 돼지고기, 생선류, 조개류, 콩류, 달걀 등이 있었다. 시스테인을 많이 함유하고 있는 음식들이기도 하다. 우리가 일반적으로 알고 있는 '고단백 음식'에 해당한다.

15, 1853-1862.
121. Y. Honda, T. Kessoku, Y. Sumida, T. Kobayashi, T. Kato, Y. Ogawa, W. Tomeno, K. Imajo, K. Fujita, M. Yoneda, K. Kataoka, M. Taguri, T. Yamanaka, Y. Seko, S. Tanaka, S. Saito, M. Ono, S. Oeda, Y. Eguchi, W. Aoi, K. Sato, Y. Itoh, & A. Nakajima. (2017). Efficacy of glutathione for the treatment of nonalcoholic fatty liver disease: an open-label, single-arm, multicenter, pilot study. *BMC Gastroenterology 17*(96).
122. M. P. Guarino et al.(2002).
123. M. Nuru, N. Muradashvili, A. Kalani, D. Lominadze, & N. Tyagi. (2018). High methionine, low folate and low vitamin B6/B12 (HM-LF-LV) diet causes neurodegeneration and subsequent short-term memory loss. *Metabolic Brain Disease 33*, 1923-1934.

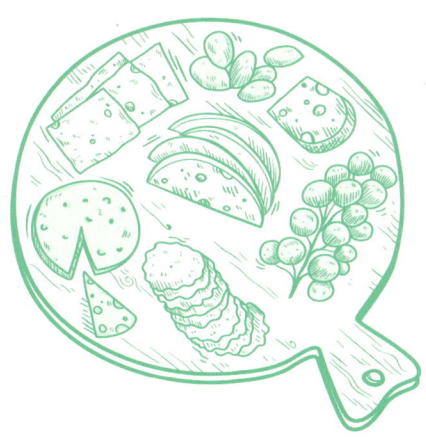

　결국, 체질적으로 잘 맞는(소화가 잘되고, 알레르기를 유발하지 않는) 고단백 음식들 위주로 충분한 채소와 적당량의 탄수화물, 지방을 곁들여 균형 잡힌 식사를 규칙적으로 하는 것이 건강을 위한 기본 전제가 되고, 한약 복용을 위한 준비사항이 된다.

> **[3-(4) 내용 요약]**
>
> ○ 글루타티온은 간의 해독 능력을 반영하는 물질이다.
> ○ 한약 복용 후 간수치가 증가했다면 한약재보다 글루타티온 고갈 때문일 가능성이 높다.
> ○ 글루타티온 고갈을 일으킬 수 있는 요인은 다양하다. 항생제 복용, 오랜 기간 양약 복용, 인슐린 저항성 증가, 지방간이 대표적이다.
> ○ 글루타티온을 확보하여 간 건강을 유지하기 위해서는 당 섭취를 줄이고, 고단백 음식을 충분히 섭취해야 한다.

4.
그 외 다이어트 도구들과 점검 사항

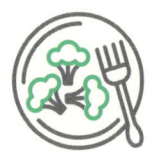

(1) 침, 약침 치료 근거 & 그 외 도구들

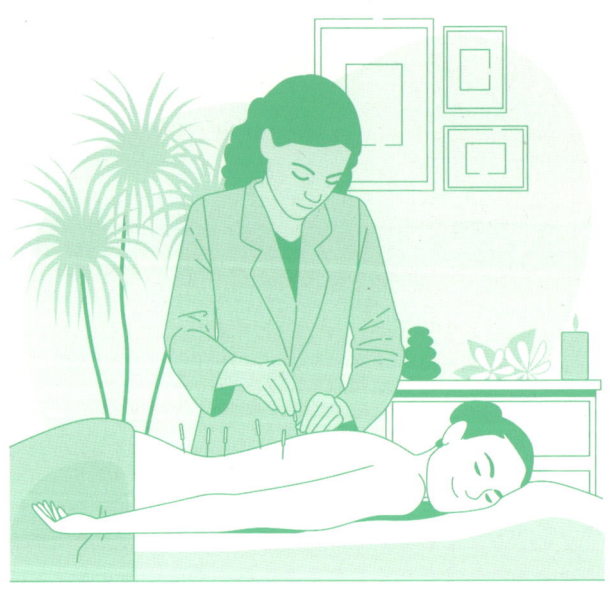

한약 외에도 한의원에서 다이어트를 위해 시행하는 치료 수단들은 많다. 침(전기침)과 약침 치료가 대표적이다. 이 외에도 냉동지방분해요법이나 각종 물리치료요법을 활용한 방법들이 활용되고 있다.

올해(2024년) 개원한 지 약 7년 차가 되는데, 현재 한약 외에는 다이어트 프로그램을 진행하지 않고 있다. 과거 침 치료와 냉동지방분해요법은 1년 이상 진행했었고, 다이어트를 위한 약침은 시행해 본 적이 없다. 이유를 찾자면, 다른 질환 치료에 더 관심이 많았기 때문인 것도 있고, 사상체질의학 이론을 주로 활용하여 진료하는 입장에서 진료 철학과 조금 어긋나는 부분이 있었기 때문인 것도 있다.

따라서 이번 주제는 침과 약침의 효과를 규명한 연구들 위주로 간단히 살펴보고 넘어가려 한다.

Xu et al.(2013)[124]은 총 45명의 여성을 15명씩 세 개의 그룹으로 나누어 두 그룹은 다이어트를 위한 침 치료를 진행하고, 나머지 한 그룹은 대조군으로 아무런 치료를 진행하지 않았다. 치료군과 대조군 모두 침 치료 외에 식이 요법이나 다른 어떠한 치료적 개입도 없었으며, 두 치료군은 각각 두 명의 의사가 똑같은 방식의 침 치료를 격일로 총 20회 진행했다.

---

124. Z. Xu, R. Li, C. Zhu, & M. Li. (2013). Effect of acupuncture treatment for weight loss on gut flora in patients with simple obesity. *Acupuncture in Medicine 31*(1), 116-117.

결과는 어땠을까? 실험 종료 후 두 치료군의 평균 BMI(kg/㎡)가 각각 27.63에서 25.38, 27.76에서 25.27로 감소했고, 아무런 치료도 진행하지 않은 대조군의 평균 BMI는 27.52에서 27.16으로 유의미한 차이가 없었다.

실험군의 장내 세균총에도 변화가 있었다. 침 치료를 받은 첫 번째 그룹에서 Lactobacillus[125]균과 Bifidobacterium균이 증가했고, Bacteroides[126]균과 C. Perfringens균은 감소한 것이다. Bacteroides균은 앞서 비만에서 나타나는 장내 세균총 변화와 관련하여 언급했었다. 비만인 상태에서 체중이 감량됨에 따라 Firmicutes 대 Bacteroidetes 비율이 감소했었다.

평균 BMI 변화 (kg/㎡)
침 치료를 받은 A 그룹
27.63 → 25.38
침 치료를 받은 B 그룹
27.76 → 25.27
아무런 치료를 받지 않은 C 그룹
27.52 → 27.16

결과만 봤을 때 Lactobacillus균은 증가했으니 긍정적인 변화로 볼 수 있지만(체중이 줄어듦에 따라 Lactobacilli균이 증가한다는 연구 결과도 이미 확인했었다.) Bacteroidetes균은 감소했으

---

125. Lactobacillus의 복수형 = Lactobacilli
126. Bacteroides = Bacteroidetes(동의어)

니, 이는 먼저 확인한 연구 결과에 배치된다는 생각이 들 수 있다. Bacteroidetes균이 감소하면 Firmicutes 대 Bacteroidetes 비율은 오히려 증가할 것처럼 보이기 때문이다.

하지만 Nagwa et al.(2011)[127]의 연구 결과에 따르면, 비만에서도 Bacteroidetes균이 증가(체중 감량 시 감소)한다고 한다. Firmicutes/Bacteroidetes의 비율 변화는 Fircmicutes균과 Bacteroidetes균의 절대량 차이 때문이 아니라 증가 속도와 감소 속도의 상대적 차이 때문에 나타난다는 것이다.

이에 대해서는 Bacteroidetes균이 체지방, 체중 등과 반비례한 관계를 보인다는 상반된 연구 결과[128]도 존재한다. 따라서 "침 치료로 장내 세균총의 긍정적 변화를 이끌어 낼 수 있다." 정도로 결론을 짓고 넘어가겠다.

다음으로 약침에 대해 잠깐 살펴보자면, 오래전부터 산삼약침이 비만 치료를 위해 많이 활용되어 왔다. 그리고 최근에는 반하, 황기, 민들레를 주원료로 한 리포사(LIPOSA) 약침이 주목을 받았다.

---

127. N. A, Ismail, S. H. Ragab, A. A. ElBaky, A. R. S. Shoeib, Y. Alhosary, & D. Fekry. (2011). Frequency of Firmicutes and Bacteroidetes in gut microbiota in obese and normal weight Egyptian children and adults. *Archives of Medical Science 3*, 501-507.
128. J. A. Parnell, & R. A. Reimer. (2011). Prebiotic fibres dose-dependently increase satiety hormones and alter Bacteroidetes and Firmicutes in lean and obese JCR: LA-cp rats. *British Journal of Nutrition 18*, 1-13.

이해수 등(2021)[129]의 비만 쥐를 대상으로 한 실험에서 서혜부 지방세포층에 리포사 약침을 주입했을 때 지방세포층이 얇아지는 결과가 나타났다. 지방세포 감소량은 리포사 약침 농도가 증가함에 따라 일정 수준까지 증가하는 경향이 있었다. (13.35mg/ml → 14.5% 감소, 26.7mg/ml → 21.2% 감소, 53.4mg/ml → 19.0% 감소.)

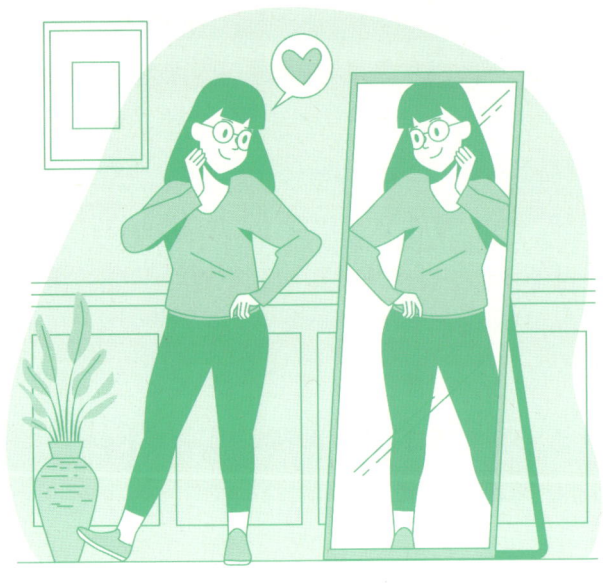

또한, 복부 한쪽에는 리포사 약침을, 반대편에는 생리식염수 약침

---

129. H. Lee, M. H. Kim, S. C. Jin, L. Y. Choi, Y. K. Nam, & W. M. Yang. (2021). LIPOSA pharmacopuncture, a new herbal formula, affects localized adiposity by regulating lipid metabolism in vivo. *EXPERIMENTAL AND THERAPEUTIC MEDICINE 22*, 1290.

을 시술한 뒤 비교한 결과, 리포사 약침을 주입한 쪽의 지방층이 유의미하게 감소했다. 리포사 약침이 특정 부위의 지방을 선택적으로 분해할 수 있다는 사실이 확인된 것이다. 지방흡입술만큼 효과가 즉각적이고 크지는 않지만, 보다 안전하고 가벼운 시술로 고려해 볼 수 있을 것이다.

[4-(1) 내용 요약]

○ 침 치료 후 BMI 수치가 유의미하게 감소하고, 장내 세균총 비율도 개선되었다는 연구 결과가 다수 존재한다.
○ 비교적 최근에 리포사 약침이 주목을 받았다. 리포사 약침 시술 후 시술 부위 지방세포층이 시술받지 않은 부위에 비해 유의미하게 감소했다는 연구 결과가 발표되었다.

(2) 코어근육 강화 & 체형 교정

한의원에서 진료를 하다 보면, 정말 많은 분들이 바른 자세가 무엇인지조차 모른 채 살고 계시다는 생각이 자주 든다. 허리를 삐끗한다거나, 목에 담이 걸리는 것도 바른 자세만 잘 유지했더라면 대부분 예방할 수 있었을 가능성이 높다.

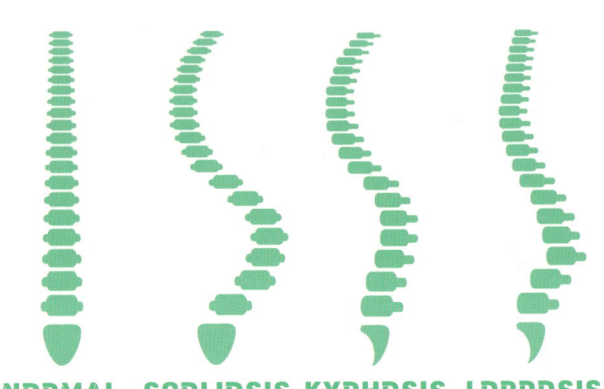

바른 자세가 대단한 뭔가를 의미하는 게 아니다. 경추 과전만과 요추 과전만(혹은 일자허리) 등을 개선하여 척추의 정렬 상태를 정상화하는 것이다. 그리고 이를 위해서는 필요한 근육을 적절하게 사용할 줄 알아야 한다. 가만히 서 있을 때에도 올바른 자세를 유지하기 위해서 필요한 근육들, 소위 코어근육들이 쉬지 않고 일을 하고 있어야 한다는 뜻이다.

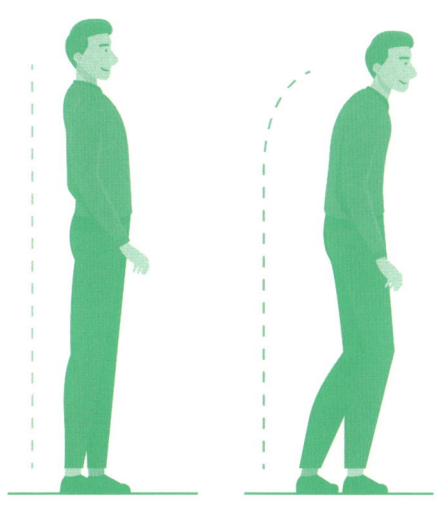

 코어근육들을 제대로 활용하는 것은 운동 중 부상 방지나 미적인 측면에서도 중요하지만, 건강한 다이어트를 위해서도 선결과제라 할 수 있다. 간단히 생각해서 같은 양의 음식을 먹고 서 있을 때, 써야 할 근육을 쓰지 않는 경우와 적절히 사용하는 경우, 에너지 소비량에 차이가 생길 것이다. 코어근육을 늘 제대로 사용하는 것이 체중 관리에도 훨씬 유리하다는 뜻이다.

> **"운동량을 늘릴수록 체중이 더 많이 줄어들까요?"**
>
> 과거에는 운동을 더 많이 하면 할수록 에너지 소비량이 늘어나 체중 감소도 더 많이 이뤄질 것이라는 견해가 지배적이었습니다. 하지만 최근의 연구 결과들에 따르면, 이는 일부만 사실이었습니다.[130]

---

130. H. Pontzer, R. Durazo-Arvizu, L. R. Dugas, R. S. Cooper, A. Luke, J.

평소 아예 운동을 하지 않던 사람이 운동을 시작했을 때는 운동량이 늘어남에 따라 에너지 대사량도 함께 증가하여 체중 감소율도 증가했지만, 고강도 운동을 장기간 지속했을 때는 에너지 소비가 더 이상 증가하지 않고 정체되는 경향이 있었습니다.

칼로리 소모가 무한정 증가하는 것을 막기 위해 운동 외적인 요소들에서 에너지 소모가 줄어들어 합산된 전체 에너지 대사량이 일정하게 유지되었던 것입니다. 여기에서 운동 외적인 요소들에는 평상시 서 있기보다 앉아 있으려 하는 의식적인 행동뿐만 아니라 생식 활동 저하로 인한 여성호르몬(에스트로겐) 분비 저하[131], 성장 지연[132], 회복력 저하[133], 기초대사량 저하[134]와 같은 것들이 포함됩니다. 충분한 음식이 공급되었음에도, 몸에서는 에너지의 과다 소비를 막기 위해 이와 같은 변화가 일어났던 것입니다.

다이어트와 운동에도 장기적인 전략과 리듬이 필요합니다.

Plange-Rhule, P. Bovet, T. E. Forrester, E. V. Lambert, & D. A. Schoeller. (2016). Constrained Total Energy Expenditure and Metabolic Adaptation to Physical Activity in Adult Humans. *Current Biology 26*, 410-417.
131. P. T. Ellison. (2003). Energetics and reproductive effort. *AMERICAN JOURNAL OF HUMAN BIOLOGY 15*, 342-351.
132. G. Perrigo, & F. H. Bronson. (1983). Foraging effort, food intake, fat deposition and puberty in female mice. *Biology of reproduction 29*, 455-463.
133. P. Wiersma, C. Selman, J. R. Speakman, & S. Verhulst. (2004). Birds sacrifice oxidative protection for reproduction. *Proceedings of the Royal Society of London 271*(5), S360-S363.
134. L. M. Bautista, J. Tinbergen, P. Wiersma, & A. Kacelnik. (1998). Optimal foraging and beyond: how starlings cope with changes in

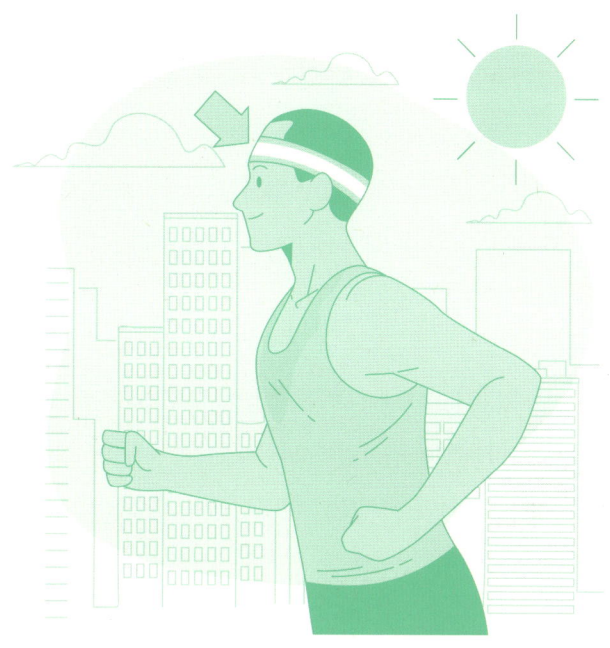

    근육량과 비만 사이의 관계에 대해서도 많은 연구가 진행되어 왔다. McNab(2019)[135]에 따르면, 포유류 중에서 근육의 비중이 40%가 넘는 동물은 몸의 부피로 계산된 예측치에 비해 기초대사량이 높았으며, 근육의 비중이 30%가 안 되는 동물은 몸의 크기에 비해 기초대사량도 낮고, 활동량도 떨어졌다. 일반적으로 근육량이 기초대사량에 기여하는 바가 크다는 사실을 알 수 있다. 기초대사량이 커지면, 같은 양의 음식을 섭취하더라도 기본적으로 소비되는 에너지의 양이 증가하기 때문에 체중 관리도 용이해진다.

---

    food availability. *THE AMERICAN NATURALIST 152*, 543-561.
135. B. K. McNab. (2019). What determines the basal rate of metabolism? *Journal of Experimental Biology 222*, jeb205591.

지방세포와 근육세포가 렙틴(Leptin)과 인터류킨15(IL-15: Interleukin15)와 같은 물질을 매개로 하여 길항적으로 서로 평형을 유지한다는 연구 결과도 있다.[136] 렙틴은 지방세포에서 분비되는 호르몬으로 식욕 억제[137], 에너지 소비량 증가[138], 혈중 인슐린 및 혈당 증가[139]와 같은 작용을 하여 체중 관리에 중요한 역할을 하는 인자로서 주목을 받아 왔다.

Wolsk et al.(2012)[140]에 따르면, 골격근 세포에서 분비되는 렙틴의 양도 상당하다. 특히 근육량이 많은 건강한 청년의 경우, 지방세포에 비해 골격근량이 훨씬 많기 때문에 근육 세포에 기원하는 렙틴의 분비량이 압도적이다. 충분한 근육의 보유만으로도 체중 관리가 한결 수월해질 수도 있다는 것이다.[141]

136. J. M. Argilés, J. López‐Soriano, V. Almendro, S. Busquets, & F. J. López-Soriano. (2004). Cross-Talk Between Skeletal Muscle and Adipose Tissue: A Link With Obesity? *Medicinal Research Reviews 25*(1), 49-65.
137. M. A. Pelleymounter, M. J. Cullen, M. B. Baker, R. Hecht, D. Winters, T. Boone, & F. Collins. (1995). Effects of the obese gene product on body weight regulation in ob/ob mice. *Science 269*, 540-543.
138. N. Levin, C. Nelson, A. Gurney, R. Vandlen, & F. D. Sauvage. (1996). Decreased food intake does not completely account for adiposity reduction after ob protein infusion. *Proceedings of the National Academy of Sciences of the United States of America 93*, 1726-1730.
139. M. W. Schwartz, D. G. Baskin, T. R. Bukowski, J. L. Kuijper, D. Foster, G. Lasser, D. E. Prunkard, D. P. Jr, S. C Woods, R. J. Seeley, & D. S. Weigle. (1996). Specificity of leptin action on elevated blood glucose levels and hypothalamic neuropeptide Y gene expression in ob/ob mice. *Diabetes 45*, 531-535.
140. E. Wolsk, H. Mygind, T. S. Grøndahl, B. K. Pedersen, & G. V. Hall. (2012). Human skeletal muscle releases leptin in vivo. *Cytokine 60*, 667-673.
141. G. R. Steinberg, A. J. McAinch, M. B. Chen, P. E. O'Brien, J. B. Dixon, D. Cameron-Smith, & B. E. Kemp. (2006). The suppressor of cytokine

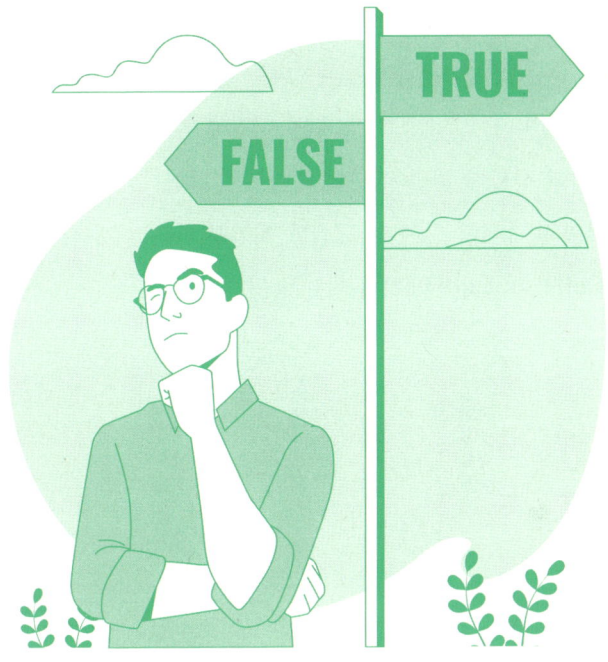

하지만 렙틴의 역할에 대해 결론을 짓기는 이르다. 위의 내용과 상반된 연구 결과들이 존재하기 때문이다. Sweeney et al.(2001)[142]의 연구 결과에 따르면 렙틴의 분비량 상승이 골격근에서 인슐린에 의한 당 흡수 작용을 막았다. Levin N et al.(1996)[143]은 비만 쥐와 보통 쥐에서 렙틴의 분비가 꼭 음식 섭취량의 감소로 이어지지는 않았음을 입증했다.

---

signaling 3 inhibits leptin activation of AMP-kinase in cultured skeletal muscle of obese humans. *The Journal of Clinical Endocrinology & Metabolism 91*, 3592-3597.
142. G. Sweeney, J. Keen, R. Somwar, D. Konrad, R. Garg, & A. Klip. (2001). High leptin levels acutely inhibit insulin-stimulated glucose uptake without affecting glucose transporter-4 translocation in L6 rat skeletal muscle cells. *Endocrinology 142*, 4806-4812.
143. Levin N et al.(1996).

이와 같은 연구 결과들을 종합해 봤을 때, 결국 렙틴이라는 하나의 호르몬도 통합주의적 관점에서 해석하는 것이 더 완전한 접근 방법이라는 생각이 든다. 상황에 따라, 주변 여건에 따라, 또 상위 레벨 혹은 하위 레벨의 상황에 따라 렙틴의 역할도 달라질 수 있을 것이다. (물론, 렙틴의 민감성이 떨어지는 '렙틴 저항성'이라는 개념도 존재하기에 이를 따로 구분지어 생각할 필요가 있다.)

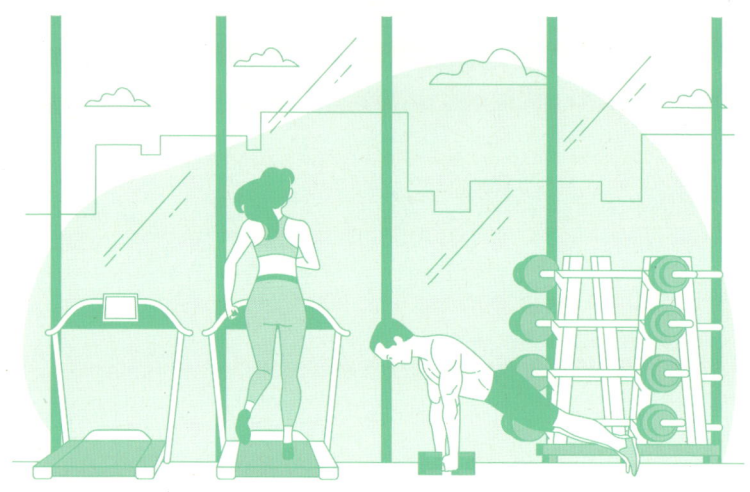

어쨌든 근육의 증가가 기초대사량의 증가에 기여를 하는 것이 사실이다. 건강한 다이어트를 위해서는 (신체상에 맞는) 일정량의 근육을 확보할 필요가 있다.

내적 욕구가 반영된 적절한 신체상의 수립과 규칙적이고 균형 잡힌 식단, 적당한 운동과 휴식이라는 3박자가 갖춰졌을 때, 오래 지속할 수 있는 건강한 다이어트가 가능해질 것이다. 그리고 이를 돕기 위해 한의학이 있다.

[4-(2) 내용 요약]

○ 바른 자세를 유지하기 위해 코어근육을 제대로 활용하는 것은 부상 방지뿐만 아니라 체중 관리에도 도움이 된다.

○ 근육의 증가는 기초대사량을 늘리기 때문에 다이어트 성공에 있어 근육량이 중요하다.

○ 적절한 신체상과 균형 잡힌 식단, 꾸준한 운동과 휴식이 성공적인 다이어트를 위한 3요소다.

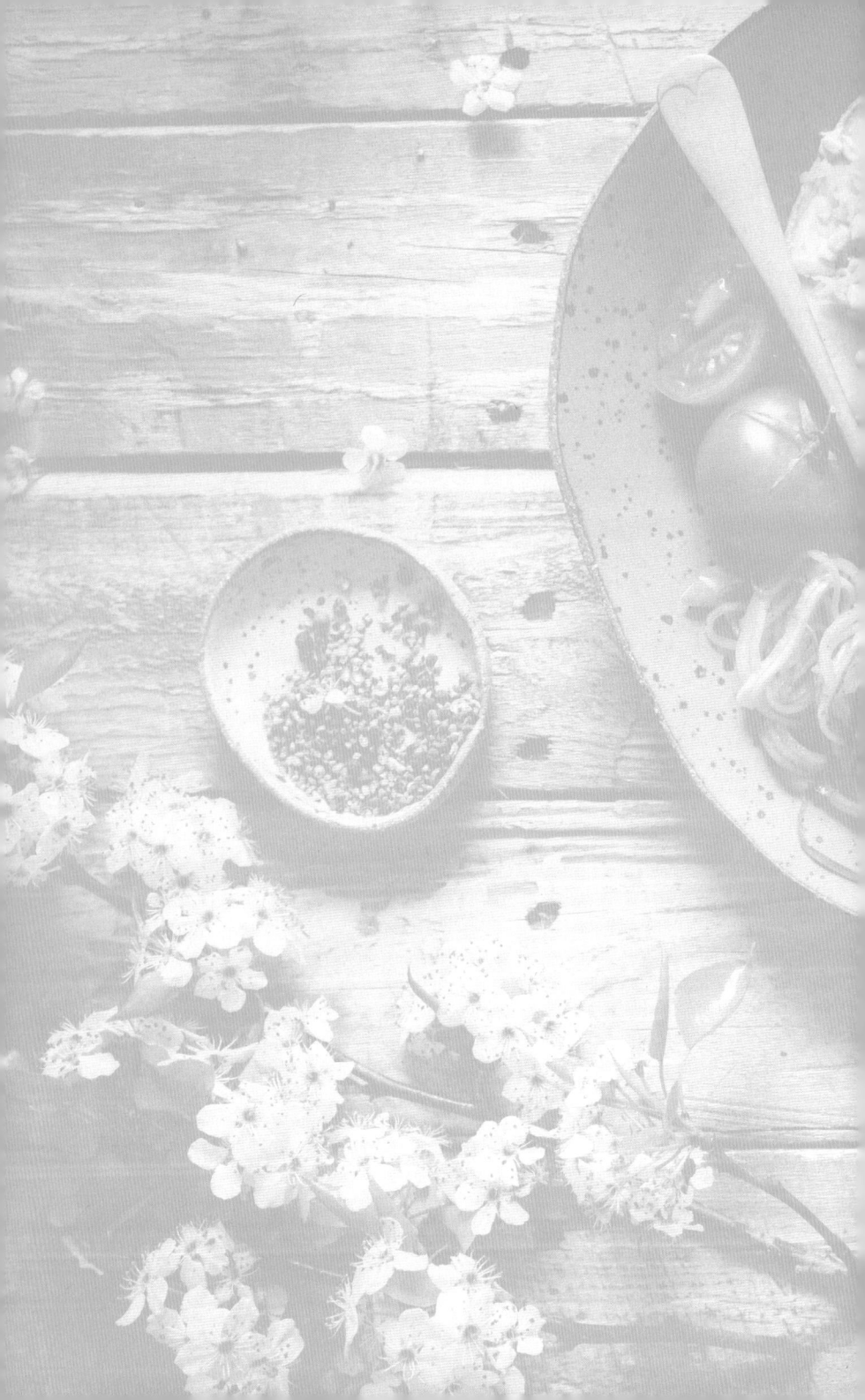

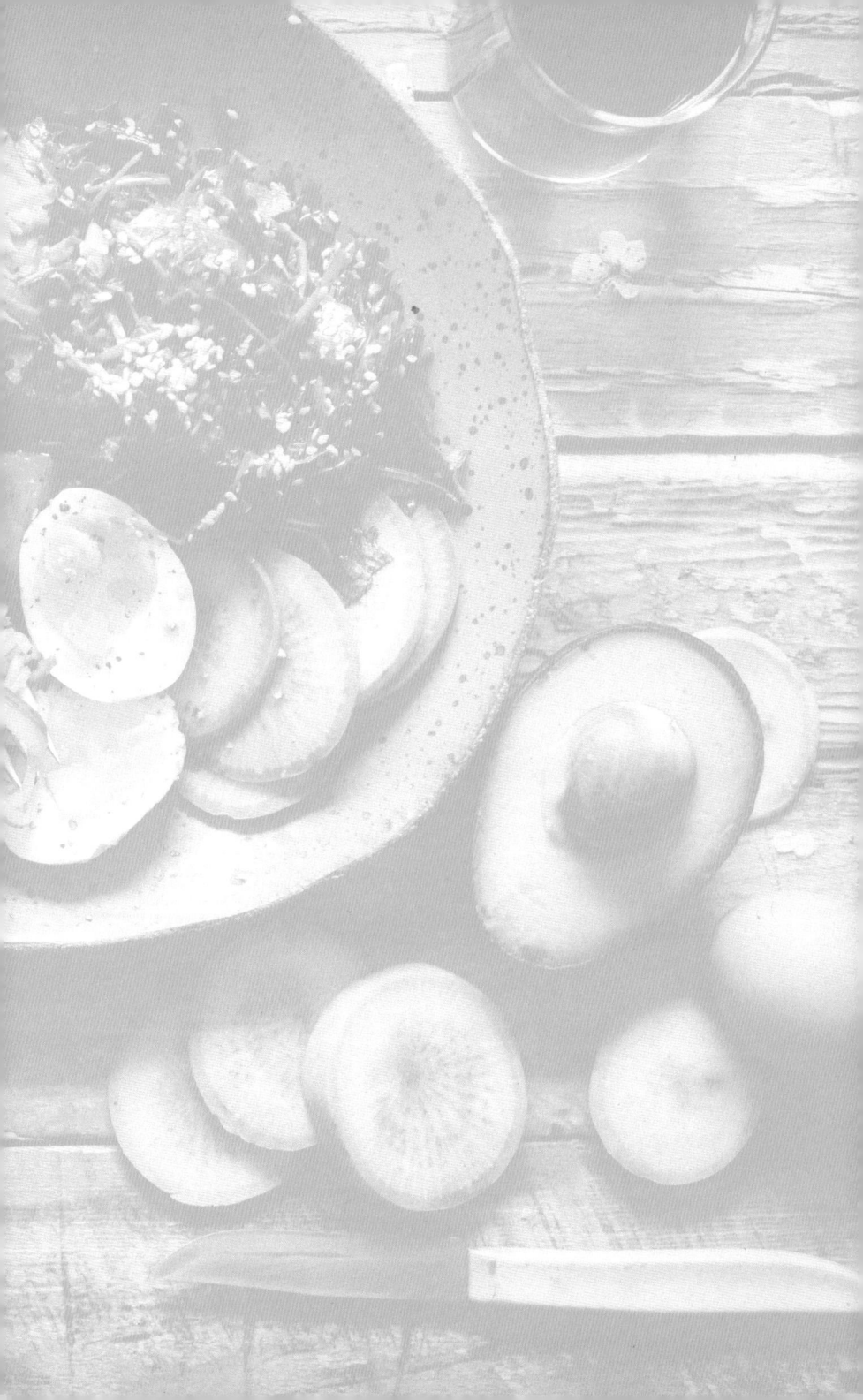

맺음말

　2024년 한 해 목표를 두 권의 책 출판으로 삼았습니다. 한 권은 마음에 대한 이야기고, 나머지 한 권, 그러니까 이 책은 체중, 즉 몸에 관한 이야기입니다.

　"건강한 몸에 건강한 정신이 깃든다."라는 해외 속담도 있을 만큼 몸과 마음을 따로 떼어 놓고 이야기하기 어려운데, 마음에 관한 책을 쓰면서 몸에 대한 내용을 너무 신경 쓰지 못했다는 생각이 들었습니다. 그래서 첫 번째 책 출판 과정이 마무리되기도 전에 두 번째 책 원고를 쓰기 시작했습니다.

　개원하기 전에는 다이어트가 주요 관심 분야가 아니었습니다. 살면서 다이어트 때문에 크게 스트레스를 받아 본 적이 없었기 때문입니다. 하지만 한의원을 찾아오시는 환자분들의 주 관심사가 대개 다이어트이기 때문에 한의사로 살면 으레 다이어트 한약을 처방하게 됩니다. 환자분에게 크게 공감을 하지는 못하더라도 처방에 대해서는 전문성을 갖출 수밖에 없게 되는 것입니다.

　그런데 결혼을 하고, 신혼생활을 즐기면서 상황이 조금 바뀌었습

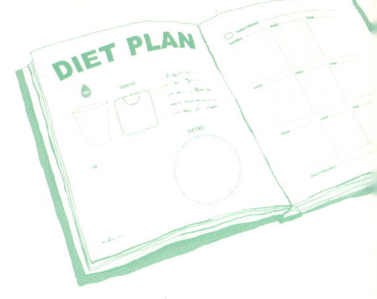

니다. 본문에서도 언급했었지만, 늦은 퇴근 시간에 맞게 늦은 저녁 식사가 반복되다 보니 체중이 꾸준히 늘어서 건강을 염려할 정도까지 된 것입니다. 결국 2022년 말(아니면 2023년 초), 다이어트를 결심하기에 이르렀습니다.

건강을 위해 다이어트를 시작하여 10kg 이상의 몸무게를 감량하면서 이제는 환자분의 심정에 조금 더 공감을 하며, 비슷한 입장에서 다이어트 한약을 처방할 수 있게 되었습니다. 제게도 체중 관리는 이제 평생의 숙제가 되었습니다.

그런데 이렇게 늘 체중에 신경을 쓰면서 살다 보니 많은 것들이 눈에 들어왔습니다. 체중을 감량하면서 관리한 건강 요소들을 환자분들은 간과하고 사시는 경우가 많았던 것입니다. 환자분들의 건강뿐만 아니라 다이어트 한약 효과의 극대화를 위해서도 환자분들의 생활 습관 개선이 더욱 필요하다는 생각이 들었습니다. 치료자의 입장에서 최대한 학술적인 근거를 들어 꼭 놓치지 말아야 할 내용들을 정리하기로 했습니다.

한편, 원고를 반 이상 썼을 무렵, 먼저 출판을 진행하면서 홍보 차원으로 크라우드펀딩을 진행한 (마음에 관한) 책이 생각보다 관심을 받지 못하는 것을 보면서 위기감이 들었습니다. 책을 쓰고, 출판하는 것과 책이 사람들에게 널리 전달되도록 하는 것은 완전히 다른 차원의 문제로 보였습니다.

따라서 두 번째 책, 몸에 관한 이야기는 기획 단계부터 홍보 방법까지 미리 계획을 해서 성공적으로 독자분들께 다가갈 수 있도록 준비를 하기로 결심했습니다. 고심 끝에 찾은 방법은 홍보 전문가분들, 즉 온라인상에서 많은 팔로워들에게 영향력을 발휘하고 계신 인플루언서분들을 모시는 것이었습니다.

실제로 체중 관리를 위해 노력하고 있는 것들을 공유하고, 외형적인 성취를 보여 줄 수 있는 분들을 모시기 위해 무작정 연락을 취했습니다. 그리고 다행히도 얼마 지나지 않아 이 새로운 프로젝트에 관심을 보이시는 분들이 나타나셨고, 함께 프로젝트를 진행하는 데에 흔쾌히 동의하셨습니다.

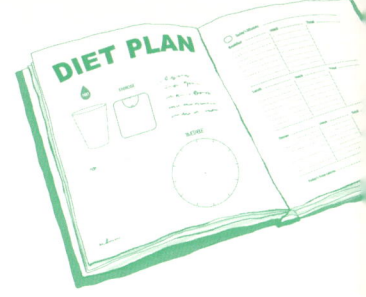

　인플루언서분들이 새 책의 취지에 공감하시고, 본인에 대한 이야기를 스스럼없이 들려주신 덕분에 제 책이 더 활기를 띠게 되었다고 생각합니다.

　아이디어와 목차 내용 정도만 보시고, 프로젝트에 참여해 주신 인플루언서분들께 다시 한번 감사의 인사를 전합니다.

　또한, 지난 책부터 훌륭한 이미지들을 제공해 주고 있는 Freepik.com, 그리고 책 내용에 대한 조언을 아끼지 않는 아내에게도 감사드립니다.

　* 책 본문에 삽입된 모든 이미지는 Freepik.com에서 제공했습니다.

부록

(1) 인플루언서들의 다이어트 노하우(Know-how)

> Q. 체중 관리를 위해 절대 하지 않는 것, 혹은 나만의 수칙이 있을까요?

▶ 「음식 관리 & 꾸준한 운동」 by 나은지 님

"스스로 여러 가지를 통제하고 싶은데, 효과는 좋겠지만 오래 지속할 수가 없더라고요. 그래서 전 음식은 상황에 따라 다 먹되 음료는 고칼로리를 지양하려고 해요. 탄산이나 당이 높은 음료들 대신에 물을 마시거나 당이 없는 커피 등으로 대신하려 하고 있습니다. 또, 짜거나 간이 강한 음식보다 재료 본연의 맛이 나는 심심한 음식을 좋아해서 그렇게 먹으려고 신경을 쓰고 있습니다.

하기 싫어도 매일 운동도 하려고 노력하고 있습니다. 물론 매번 약속을 지키지는 못하지만, 마음가짐을 그렇게 갖는 것만으로 체중 관리에 계속 신경을 쓸 수 있게 되는 것 같아요."

▶ 「금주와 식단 관리 & 운동」 by 신승철 님

"제가 어떻게 해서든 지키는 철칙 중 하나는 운동한 날은 절대로 음주를 하지 않는 것과 주 1회만 음주하는 것입니다. 음주는 정말 체중 관리에 치명적이더라고요.

그리고 단백질과 야채 위주의 식단을 유지하는 것, 주 5회 두 시간씩 운동하는 페이스를 잃지 않는 것도 신경을 쓰고 있습니다."

▶ 「마음 관리 & 운동」 by Natalia Kim 님

"예뻐지려면 마인드가 가장 중요하다고 생각합니다. 좋게 생각하고, 힐링(Healing) 자주 하고, 늘 스트레스를 받지 않으려 노력하고 있습니다. 제가 좋아하는 운동도 즐기고, 잠도 충분히 자고 있고요.

식단에 신경을 많이 쓰지는 않는 편이에요."

Q. 다이어트를 위해 즐겨 드시는 음식 레시피가 있나요?

▶ 「그릭 샐러드」 by Natalia Kim 님

"음식으로 다이어트를 하지는 않는 편이지만, 다이어트식으로 즐겨 먹는 샐러드가 떠오릅니다. 제 고향 시베리아에서 여름에 특히 즐겨 먹는 간단한 샐러드예요. ① 토마토와 오이, 파프리카와 딜과 같은 채소에 ② 마요네즈나 올리브유, 그릭 요거트 등을 버무려서 먹습니다. 정말 간단하죠?"

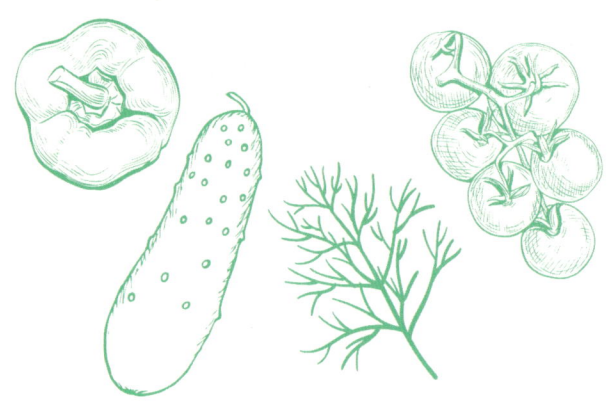

▶ 「닭 가슴살 계란 볶음밥」 by 신승철 님

"닭 가슴살만 먹는 게 질릴 때 닭 가슴살을 간단하고 색다르게 먹는 제 다이어트 특별 레시피(Recipe)입니다. ① 프라이팬에 파 기름을 적당히 내 준 후, ② 닭 가슴살을 찢어서 먼저 볶습니다. ③ 그 다음 계란 하나를 풀고, 굴 소스 1.5스푼을 넣어서 조금 더 볶습니다. ④ 마지막으로 밥을 넣어 볶고, 들깨를 뿌려 마무리합니다. ⑤ 김치와 같이 먹으면 정말 맛있습니다."

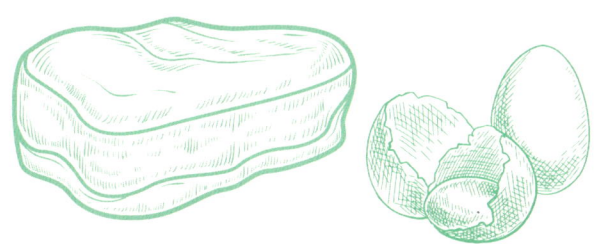

▶「마음 이끌리는 대로, 간단 샐러드」by 나은지 님

"저는 다이어트식도 간단하고 쉬운 걸 좋아해서 야채, 고구마, 바나나, 계란, 닭, 소고기, 연어 등 좋아하는 몇 가지를 구매해서 번갈아 가면서 샐러드로 질리지 않게 먹습니다. 그래도 지겨워지면, 드레싱을 바꿔 보기도 하고, 약간의 과일을 추가하기도 합니다."

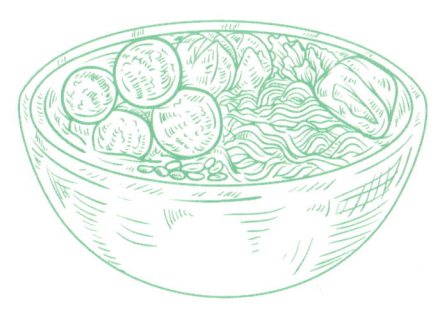

Q. 평소 운동은 어떻게 하시나요?

▶ 「단계적 운동」 by 신승철 님

"저는 주 5회 두 시간 정도씩 운동을 합니다. 스트레칭 10분을 하고, 먼저 코어근육 강화를 위한 플랭크를 2~3분 간단하게 진행한 후 바로 본운동(근력 운동)에 들어갑니다. 본운동을 1시간 20분 진행 후 나머지 20~30분은 트레드밀이나 스텝밀과 같은 유산소 운동으로 마무리합니다."

▶ 「매일 운동」 by 나은지 님

"특별한 일정이 없으면 매일 헬스장에 가려고 노력하고 있어요. 제 운동 루틴은 근력 운동 1시간 + 마무리 유산소 운동을 30분 이내로 하는 것입니다. 바쁜 날은 유산소를 제외하고, 근력 운동만이라도 하려고 노력합니다."

▶ 「재미있는 운동」 by Natalia Kim 님

"헬스장 운동도 좋지만, 저는 재밌는 운동을 즐겨 하려고 노력합니다. 자전거, 산책, 승마, 아이스 스케이트 등을 좋아해요. 집에서 아침마다 10~15분 정도 하는 스트레칭도 빼먹지 않으려 합니다."

> Q. 체중 증량 혹은 감량을 위한 특별한 노하우를 갖고 계신가요?

▶ 「건강하게 체중 늘리기」 by 신승철 님

"저는 학창 시절에 굉장히 마른 편이었습니다. 당시에는 성격도 정말 소심했고요. 어느 정도였냐 하면, 단상 앞에 나가서 자기소개를 하라고 하면 정말 시야가 아득해지면서 떨릴 정도로 주눅이 들었습니다. 그래서 운동을 하기 시작했던 것 같아요.

마른 분들이 벌크 업(Bulk up)을 원하신다면 저는 정말 잘 알려드릴 자신이 있습니다. 경험해 봤으니까요. 다만 꼭 알아 두셔야 할 것은 몸을 키우는 것도 시간과의 싸움이라는 것입니다. 단기간 내에 일부러 살을 찌우면, 소화기능도 쉽게 저하되고, 살이 다시 빠지는 요요현상도 쉽게 옵니다. 저도 과거 단기간 벌크 업을 위해 억지로 음식을 먹다가 3번 체하고 위장장애가 생긴 적이 있습니다.

마르신 분들은 공감하실 텐데, 체질적으로 몸이 어느 적정선 이상 음식을 받아들이지 않죠. 이를 바꾸기 위한 방법 중 첫 번째가 운동입니다. 근육을 키워 기초대사량을 늘리면, 몸도 음식을 조금씩 더 받아들이기 시작합니다. 그러면 이제 몸을 건강한 음식들로 채워 넣으면 됩니다.

절대 서두르지 마시고, 규칙적으로 운동을 하면서 내 몸에게도 충분한 시간을 주면 성공적으로 원하는 몸을 만드실 수 있을 겁니다."

▶ 「탄수화물 줄이기」 by 나은지 님

"워낙 예민한 편이라 체중이 늘면 답답함을 바로 느낍니다. 몸이 무거워진다거나, 속이 답답해진다거나 하는 거죠. 그러면 바로 식단을 바꿔요. 이런 신호들을 무시하고 평소대로 먹다 보면 갑자기 살이 확 찌더라고요.

밀가루는 물론이고 밥이나 탄수화물을 줄이고, 야채, 단백질 위주의 식단으로 바꾸면 정상 체중으로 금방 회복하는 것 같아요."

Q. 잠은 얼마나 주무시나요?

▶ "쉬는 날이면 잠은 8~9시간 자고, 아침 일찍 촬영이 있는 날은 조금 덜 자기도 합니다." by Natalia Kim 님

▶ "무조건 7시간 이상 자려고 노력하고 있습니다." by 신승철 님

▶ "요즈음 업무 관련해서 생각할 일이 많다 보니 충분한 수면 시간을 못 가지는 것 같아요. 퇴근 후에 운동하고, 다시 잠들기 전까지 일을 하다 보니 평균 4~5시간 정도밖에 못 자고 있어서 수면 시간 확보를 위해 고심하고 있습니다." by 나은지 님

(2) 나은지 님 인터뷰(@matilly_eunji)

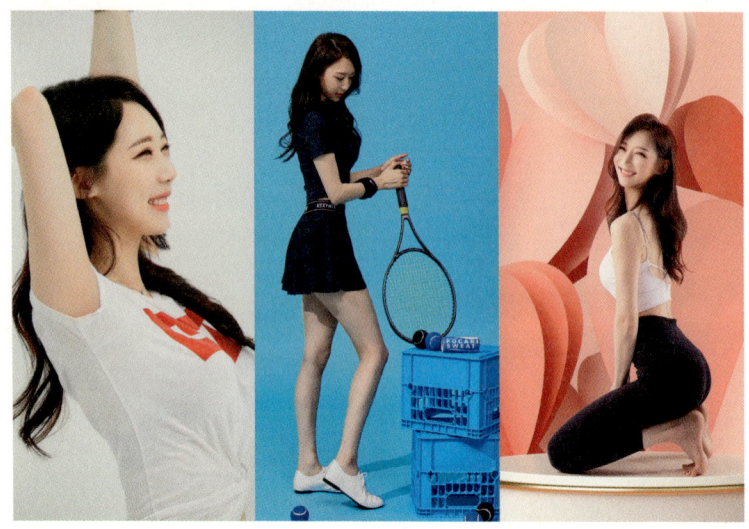

Q. 자기소개 부탁드려요!

　안녕하세요, 모델로 활동하면서 마틸리룸이라는 의류쇼핑몰을 운영하고 있는 나은지라고 합니다.

Q. 어떤 의류쇼핑몰인가요?

　마틸리룸에서는 클래식하고 심플한 의류들, 특별한 날 입기 좋은 옷들을 판매하고 있습니다. 모든 옷을 직접 고르고, 제작하고 있습니다.

Q. 사업을 하시게 된 계기가 있을까요? 언제였나요?

　어릴 때부터 쭉 옷에 관심이 많아 패션디자인고등학교에 진학했

없어요.

결국 부모님의 반대로 (일반고로) 전학을 가긴 했었지만, 대학교 졸업 이후 자연스레 다시 관심이 가더라고요. 어떤 큰 계기가 있었다기보다 자연스레 좋아하는 방향으로 흘러온 것 같습니다.

Q. 앞으로 계획이나 꿈이 있나요?

제 분야에서 더 전문적이고 탁월한 사람이 되는 것입니다.

Q. 나만의 쇼핑몰을 운영하고자 하는 분들,
    모델로 활동하고 싶은 분들을 위한 조언 한마디 해 주세요.

나만의 무언가를 운영하려면 많은 흔들림 속에서 계속 자기를 지켜 내는 힘이 있어야 한다고 생각합니다. 저한테는 그게 너무 어려운 점이라 말씀을 드리고 싶네요.

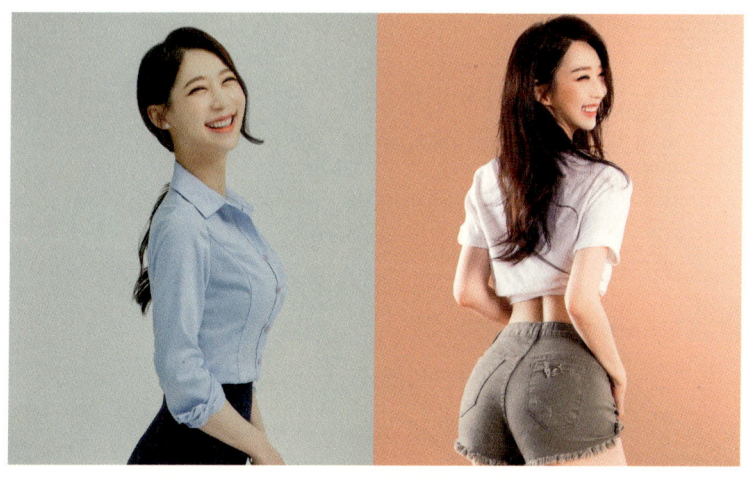

부록

(3) 신승철 님 인터뷰(@daolum)

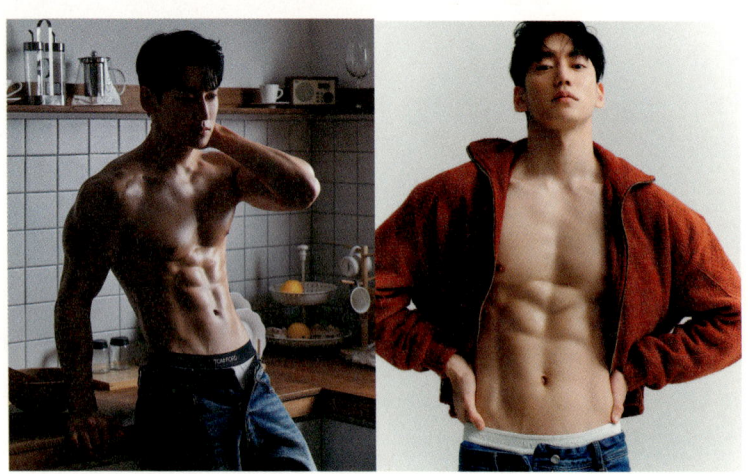

Q. 자기소개 부탁드려요!

안녕하세요, 김포, 청라, 광명 등지에서 피트니스 트레이너와 필라테스 강사로 활동하고 있는 신승철이라고 합니다.

원래는 연기를 전공하면서 운동을 하다가 몸이 점점 변화하는 것을 보며 운동을 더욱 즐기기 시작했고, 결국 생활스포츠지도사 자격증을 취득하여 피트니스 트레이너 생활을 시작하게 되었습니다.

Q. 과거에 모델로도 활동하셨나요?

연기를 전공했었을 당시 개인쇼핑몰이나 SPAO 같은 브랜드에서 모델 일을 조금씩 했었습니다. 운동을 하면 할수록 몸이 점점 커지기 때문에 이제 쇼핑몰이나 의류브랜드에서 모델은 힘들지만, 피트니스 관련 의류 브랜드 모델은 가능합니다. 몇 번 제의가 들어왔었는데, 당시에는 트레이너 일이 워낙 바빴기 때문에 진행하지 못했습니다.

Q. 앞으로의 계획이나 꿈이 있나요?

가까운 미래 계획을 말씀드리자면, 일단 필라테스 강사로 조금 더 일을 하고 나서 웨이트 트레이닝과 필라테스를 접목한 숍을 운영하고 싶습니다.

Q. 전문적으로 운동을 하고, 몸을 만들고자 하는 분들을 위한 조언 한 마디 해 주세요.

운동은 정말 시간과의 싸움인 것 같습니다. 그리고 사람마다 몸이 만들어지는 시간이 달라요. 누구는 초년에 성공하고 누구는 말년에 성공하듯이, 운동도 비슷한 것 같습니다. 분명히 재능의 영역도 있지만, 끝까지 지속하면 결국 만들어지는 게 몸이라고 봐요. 결국 완성된 몸을 거울 속에서 본 순간은 죽을 때까지 잊히지 않을 겁니다. 그게 또 운동을 다시 하게 만드는 원동력이 될 거예요. 다들 파이팅하세요!

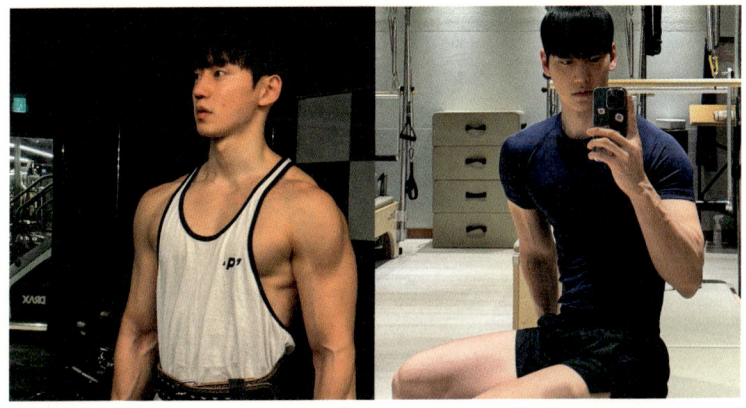

(4) Natalia Kim 님 인터뷰(@sooyeon_kr)

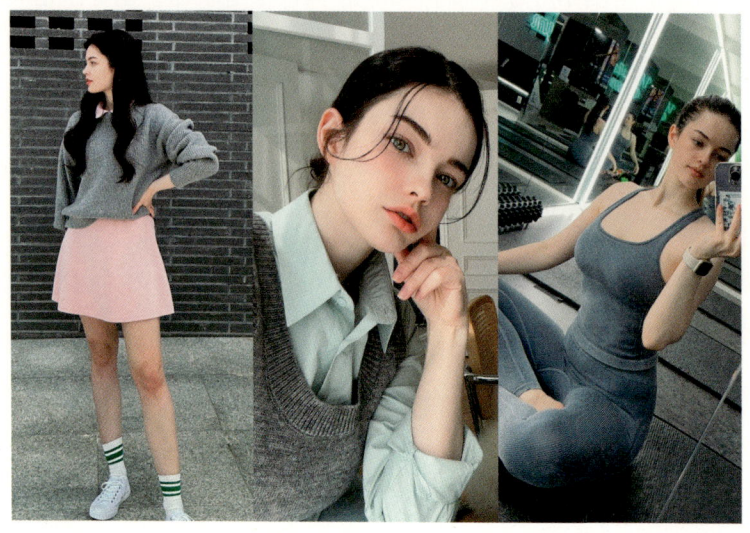

Q. 자기소개 부탁드려요!

안녕하세요, 한국에서 모델로 활동하고 있는 김수연(Natalia Kim)입니다.

2016년쯤 한국에 여행을 왔다가 너무 마음에 들어 살고 싶다고 생각했었습니다.

한국에서 산 지는 5년 정도 되었는데, 처음에 에버랜드에서 일을 하다가 모델 에이전시에서 계약을 제안해서 본격적으로 모델 활동을 시작했습니다. 앞으로는 드라마, 영화 등 방송 일을 해 보고 싶어서 연기와 댄스 등 이것저것을 배우며 활동하고 있습니다.

Q. 한국의 어떤 점이 좋나요? 불편한 점은요?

깨끗하고, 한국 음식도 잘 맞고, 무엇보다 한국 사람들이 친절해서 좋습니다. 한국에 살면서 불편하거나 안 좋았던 점은 아직까지 없습니다.

Q. 좋아하시는 영화나 드라마가 있나요?

로맨틱 코미디 좋아해서 「사내 맞선」이랑 「이상한 변호사 우영우」 아주 재밌게 봤습니다.

Q. 한국에서의 꿈이 있나요?

한국에서 방송, 드라마 찍고 싶고, 박나래 씨랑 친해지고 싶습니다.

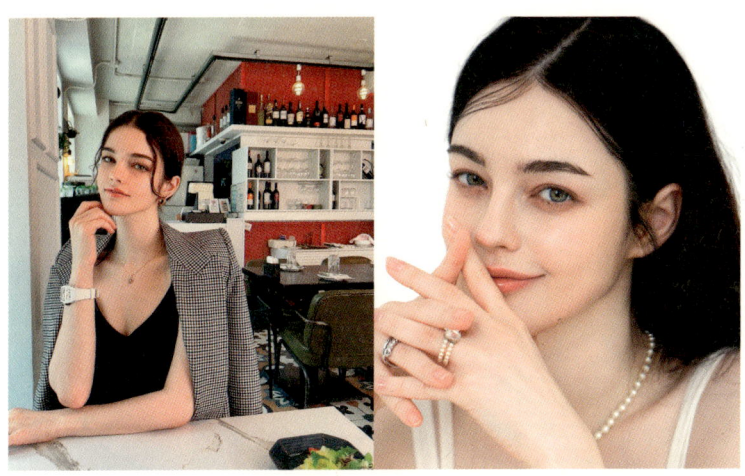